Meinungen zu „DEM MOND SO NAH"

Sanft, offen, und so geschrieben, dass es jungen Mädchen direkt ins Herz geht, führt dieses Buch unsere Töchter in die Magie und Mystik des Frau-Seins ein, und vermittelt gleichzeitig die biologischen Fakten und praktischen Informationen, die notwendig sind, um die Basis für eine gesunde und lebenslange Beziehung mit ihrem Zyklus zu legen.

Dieses Buch ist ein Muss für alle unsere Töchter!

Melia Keeton-Digby, Autorin von *The Heroines Club*, Schöpferin des Mother-Daughter Nest

Ein wunderbares, aufschlussreiches Buch, das jedes Mädchen bei sich tragen sollte.

Ich empfehle es den Müttern von allen Mädchen, die kurz davor sind, sich zur Frau zu wandeln. Dieses Buch ist das lebensbejahendste Geschenk, das man hierzu geben kann, es gleicht einer Initiation.

Wendy Cook, Gründerin von Mighty Girl Art

Ich liebe dieses Buch so sehr, es ist ein wahrer Schatz. Es vermittelt jungen Mädchen, wie sie ihre Mondzeit wirklich annehmen können, und bringt dies in einer liebevollen, zärtlichen Weise zum Ausdruck.

Donna Virgilio, 12Radio.com

Lucy, das was Du tust, ist ein großartiger Dienst an den Frauen. Danke, dass Du dafür sorgst, dass das Bewusstsein hierfür wächst, denn so wie ich es sehe, wird unsere Zukunft für die kommenden Jahrzehnte mit den Roten Zelten verankert werden, weil wir gemeinsam eine Welt mitgestaltet haben, in der Frauen sich selbst ehren. Für unsere Töchter und ihre Mütter, ich danke Dir.

ALisa Starkweather, Gründerin des Red Tent Temple Movements

Eine Botschaft voll von Wunder, Bestärkung, Magie und Schönheit, die in den geteilten Geheimnissen unserer Weiblichkeit liegt... geschrieben, um Mädchen dabei zu ermutigen, den Wandel zur Frau auf sachkundige, gestärkte und liebevolle Weise zu begrüßen.

The Loving Parent.com

Dem
MOND
so
NAH

Dem Mond so nah: ein Zyklus-Handbuch für Mädchen

© *Lucy H. Pearce 2013, 2015*

Deutsche Übersetzung, Katja Schmid 2020

Erstveröffentlicht: 2013; Zweite Ausgabe: 2015

Covergestaltung © *Lucy H. Pearce*
Schriftsatz und Design: Patrick Treacy, Lucent Word

Erweiterte Zitate werden mit der ausdrücklichen Erlaubnis ihrer Autoren benutzt. Die Autorin ist keine ausgebildete Heilpraktikerin oder Ärztin. Die Ratschläge in diesem Buch werden nur als Information angeboten, nicht als offizielle medizinische oder empfängnisverhütende Beratung/Orientierungshilfe. Es wird empfohlen, dass Du Dir zusätzlichen professionellen Rat einholst.

Zweite Auflage veröffentlicht von Womancraft Publishing, 2015
www.womancraftpublishing.com

ISBN: 978-1910559-53-6 *(paperback)*
ISBN: 978-1910559-52-9 *(ebook)*

Dieser Titel ist auch in den folgenden Übersetzungen erhältlich:

Reiken naar de Maan (Holländisch; ISBN 978-1-910559-284)
Rejoindre la Lune (Französisch; ISBN 978-1-910559-314)
W Rytmie Księżyca (Polnisch; ISBN 978-83-944271-0-8)

Dem
MOND
so
NAH

Lucy H. Pearce

Deutsche Übersetzung, Katja Schmid

WOMANCRAFT PUBLISHING

Andere Bücher dieser Autorin:

Creatrix: she who makes (Womancraft Publishing, 2019)

Medicine Woman (Womancraft Publishing, 2018)

Full Circle Health: integrated health charting for women
  (Womancraft Publishing, 2017)

Burning Woman (Womancraft Publishing, 2016)

*Moon Time: harness the ever-changing energy of your
  menstrual cycle* (Womancraft Publishing, 2015)

Moods of Motherhood: the inner journey of mothering
(Womancraft Publishing, 2014)

*The Rainbow Way: Cultivating creativity in the
  midst of motherhood* (Soul Rocks, 2013)

Für all' unsere kostbaren Töchter, möget ihr wissen,
dass ihr stärker geliebt werdet,
als ihr euch jemals vorstellen könnt.

OOO

Mit ihrer ersten Blutung begegnet eine
Frau ihrer inneren Stärke.
Während der Jahre, in denen sie blutet,
lernt sie, damit umzugehen.
In den Wechseljahren wird sie eins damit.

Traditionelles Indianisches Sprichwort

Inhaltsverzeichnis

Einführung

Mein liebes Mädchen,

Dieses Buch wurde für Dich geschrieben, während Du Dich dem Mond zuwendest, und beginnst, Dich vom Mädchen zur Frau zu verändern.

Es beinhaltet die Worte, die ältere Frauen, die Dich sehr lieben, an Dich weitergeben möchten. Worte nur für Mädchen.

In anderen Kulturen und zu anderen Zeiten wurden die Mädchen, die zur Frau wurden, von ihrem Stamm mit offenen Armen aufgenommen. Man erzählte ihnen die Geheimnisse des Frau-Seins, sie wurden auf ihre Stärke und ihren Mut getestet. Sie wurden gesegnet und gefeiert.

Dieses Buch ist unser Ausgangspunkt.

Eine Möglichkeit, um Deine Wandlung zu feiern und unsere Frauengeheimnisse mit Dir zu teilen.

Ich hoffe, dass Du durch die Mädchen und Frauen, die Jungen und Männer, die Du liebst und denen Du vertraust, einen Kreis von Menschen finden wirst, um Dich zu feiern und zu unterstützen während Du heranwächst und Dich entwickelst.

Jedes Mädchen, die dieses Buch liest, befindet sich auf einer anderen Wissens- und Verständnisstufe. Der

Körper jedes Mädchens wird sich auf einer anderen Entwicklungsstufe befinden.

Das ist genau so wie es sein soll.

Es kann sein, dass Du schon viel von den Dingen weißt, die in diesem Buch stehen. Oder es kann sein, dass alles komplett neu für Dich ist und Du noch gar nicht bereit bist, alles davon jetzt zu hören. Das ist völlig in Ordnung. Nimm Dir das heraus, was sich für Dich gerade richtig anfühlt. Denke darüber nach. Und während Du Dich weiter veränderst, oder mehr Fragen auftauchen, kannst Du jederzeit zu diesem Buch und den Frauen, die Du kennst, mit Deinen Fragen zurückkehren.

Sei Dir gewiss, dass wir uns daran erinnern wie es sich anfühlt: die Unsicherheiten Deines sich verändernden Körpers, sich verändernde Gefühle Deinen Eltern gegenüber, der Druck zu entscheiden, wer Du sein wirst und was Du tun wirst, die neuen Gefühle von intensiver Liebe und Leidenschaft, sich verändernde Freundschaften und dazugehören zu wollen. Wir erinnern uns sehr deutlich, wie unsere Körper sich vor unseren Augen verändert haben, und wie die Menschen um uns herum reagiert haben. Und wir erinnern uns an unsere erste Blutung.

Überraschung. Spannung. Schock. Erleichterung. Traurigkeit. Verwirrung. Für manche von uns kam sie sehr früh, für andere spät, und ein paar wenige haben sie überhaupt nie bekommen. Die Veränderungen unserer Körper haben ihren eigenen Zeitplan. Sie erzählen uns Geheimnisse, die wir anderweitig nicht kennenlernen würden.

Wir erinnern uns – auch wenn Du unser Erinnern vielleicht nicht sehen oder fühlen kannst. Manchmal finden wir nicht die richtigen Worte oder nicht die richtige Zeit, um all die Dinge zu sagen, die wir mit Dir teilen wollen. Es kann schwierig sein, herauszufinden, wo man anfangen soll.

Ich habe dieses Buch für meine eigenen Töchter geschrieben, und für die Töchter von Freunden, um die Worte zu teilen, die uns manchmal im wahren Leben schwerfallen, auszusprechen.

Was ich zum Ausdruck bringen möchte ist folgendes.

Dein Körper. Mein Körper. Unsere Körper sind ganz außergewöhnlich. Aber manchmal wird uns das vorenthalten.

Durch die ganze Geschichte hindurch, und sogar in den heiligen Büchern, wurde Frauen erzählt, dass mit ihnen irgendetwas nicht stimmt, weil sie weibliche Körper haben. Viele von uns haben gelernt, sich ihrer Körper und dessen natürlicher Funktionen zu schämen.

Wir haben uns schwer damit getan, über sie zu reden, wir hatten nicht die Worte dafür.

Für einen Großteil meiner Generation, und die unserer Mütter und Großmütter vorher, bedeuteten die Veränderungen unserer Körper eine Zeit der Peinlichkeit und des sich Schämens. Unsere weiblichen Zyklen wurden meist als nervig empfunden. Und wir wurden nicht dazu ermutigt, über unsere weiblichen Körper und ihre Mysterien zu sprechen oder sie zu respektieren.

In Wahrheit war es ziemlich schwierig, eine Frau zu

sein. Vielleicht weißt Du das, vielleicht hast Du ein Gespür dafür. Aber das war *unsere* Geschichte. Die Zukunft gehört Dir.

Wir möchten mit Dir teilen, wie großartig es sein kann, eine Frau zu sein und wie magisch unsere Körper wirklich sind. Aber um das zu tun, brauchen wir Worte, so dass wir unsere Geschichten, Gefühle und Vorstellungen teilen können. Ich liebe Worte. Jedes Wort fühlt und hört sich anders an, wenn Du es laut sagst oder in Deinen Gedanken liest. Jedes Wort hat die Macht, unterschiedliche Gefühle in Deinem Körper hervorzurufen. Worte können dafür sorgen, dass Du Dich stolz fühlst. Oder aber dass Du Dich ekelst. Wenn es um „da unten" geht, gibt es fast so viele Worte wie es Frauen gibt!

Aber es gibt viele Mädchen und Frauen die überhaupt kein Wort, das sich gut anfühlt, für einen der wichtigsten Teile ihres Körpers haben. Natürlich ist es Deine Vagina…innen drin und Deine Vulva außen.

Andere nennen sie „Genitalien" oder „Intimbereich" oder „Muschi" oder „Spalte" oder „Yoni".

Yoni bedeutet heiliger Raum in Sanskrit – soviel wie „Ursprung, Quelle" – es bezieht sich auf den ganzen Genitalbereich. In Indien gibt es Altare, die der Yoni gewidmet sind, ganze Tempel sind damit geschmückt!

Was ist Dein Wort? Flüstere es leise, ich werde es keiner Menschenseele sagen! Schrei es laut heraus. Sage es ganz stolz. Es ist Dein Körper…also benenne ihn! Kein Grund zu kichern oder schüchtern zu sein. Sage es genauso, wie Du Ellenbogen oder Zeh sagen würdest.

Und wenn wir uns weiter nach innen bewegen, haben wir die **magische Höhle**, Deinen **Uterus** oder Deine **Gebärmutter**. Der versteckte Ort, an dem Du selbst entstanden bist, gewachsen bist und Dich entwickelt hast. Deine Gebärmutter hat an einem normalen Tag die Größe einer Birne, die Größe einer Grapefruit wenn Du menstruierst, und die Größe einer großen Wassermelone, wenn Du schwanger bist.

Eine wunderbare amerikanische Hebamme namens Ina May Gaskin sagte einmal, dass Männer, wenn sie ein Körperteil mit den großartigen Fähigkeiten der Gebärmutter hätten, ständig damit angeben würden.

Die meisten Frauen haben eine Gebärmutter – auch wenn ein paar Mädchen ohne geboren werden. Sie ist versteckt, oben an der Spitze Deiner Vagina, Du siehst sie nie, Du kannst sie nicht wirklich fühlen… und dennoch ist sie der Ort wo der Zauber der Frauen passiert. Dies ist der Ort, wo unsere Geschichte stattfindet. Es ist die Geschichte einer Gebärmutter. Deiner Gebärmutter. Unserer Gebärmütter.

Laß uns eintreten.

Anmerkung der Übersetzerin: An verschiedenen Stellen im Buch wird statt „der Mond", wie es im Deutschen üblich ist, die Bezeichnung „die Mondin" verwendet. Dies wurde ganz bewusst so gewählt, da in vielen Sprachen und bei den meisten Urvölkern das Wort „Mond" weiblich ist, aber auch, weil die Vorstellung, daß die Mondin ein weiblicher Planet ist, der uns Frauen führt und einweiht, da unsere weiblichen Zyklen naturgemäß mit ihr verbunden sind, in vielen Kulturen auf der Erde verbreitet ist. Um Dich nicht zu verwirren und Dir Zeit zu geben, Dich mit dieser Vorstellung vertraut zu machen, wurde die weibliche Form „Mondin" nur an einigen wenigen essentiellen Stellen im Buch gewählt und ansonsten, wie auch im Titel das Wort „Mond" beibehalten.

Das Geheimnis des Roten Zeltes

Du und ich gehen jetzt zusammen auf eine Reise, zu einer anderen Zeit und einem Ort, vor langer Zeit, als die Körper der Frauen respektiert wurden, weil sie Leben erschaffen konnten.

Einmal im Monat versammelten sich alle Frauen – die die bluteten, und die die ihre Babies stillten, die schwangeren Frauen, die älteren Frauen, die ihre blutenden Tage schon hinter sich hatten, und die Frauen, die Körper hatten, die niemals bluteten. Sie versammelten sich, um zu ruhen, zu reden, zu träumen, zu lachen, zu weinen, heil zu werden, Ideen und Geschichten miteinander zu teilen und um sich gegenseitig zu unterstützen.

Willkommen im Roten Zelt. Ein roter, gebärmutter-ähnlicher Ort wo die Frauen hinkommen, während ihre Körper das tun, was die Körper der meisten Frauen ganz natürlich einmal im Monat machen: die innere Auskleidung ihrer Gebärmutter durch einen warmen Blutfluß loslassen.

Diese roten Zelte gab es nicht nur in der Vergangenheit. Sie sind auch unsere Zukunft. In den letzten Jahren sind sie auf der ganzen Welt aus dem Boden geschossen, in Schlafzimmern und

Gemeindehäusern, Zelten und Salons.

Frauen und Mädchen kommen zusammen und reden, und sie lernen wie fantastisch und kostbar ihre Körper sind, und wie wichtig es ist, sich um sie zu kümmern.

Und genau dort beginnt dieses Buch: an einem Ort, den nur Frauen betreten dürfen. Ein Ort, den die Männer als heiligen Ort behüten und beschützen. Vielleicht ist es ein rotes Zelt aus der Vergangenheit… oder der Zukunft. Es ist ein Ort, wo Du Dich sicher, geliebt und akzeptiert fühlen wirst. Wo Frauen ihre tiefsten Geheimnisse miteinander teilen.

Also komm mit mir mit, meine Liebe, hinein in das rote Zelt…

OOO

Ein Mädchen steht außerhalb eines roten Zelts. Drinnen hört sie die Stimmen ihrer Mutter und Tanten, ihrer Freundinnen und Nachbarinnen. Worüber sprechen sie, wenn sie ganz allein sind? fragt sie sich.

Als kleines Mädchen spielte sie draußen und hat es kaum wahrgenommen, dass sie jeden Monat darin verschwanden. Aber jetzt fühlt sie sich zu diesem Platz der Frauen hingezogen, gespannt, die Geschichten, die sie miteinander teilen, zu hören. Sie will unbedingt wissen, was es ist, das sie lachen lässt wie ein weiter reißender Fluss, oder weinen wie ein Meer, welches ihre Wangen benetzt und ihre Augen rot-gerändert hinterlässt. Was ist es, das diese Frauen tun? Diese Frauen, deren Leben gleichzeitig so langweilig und faszinierend scheinen? Manche, die an unbekannten Orten jeden Tag stundenlang arbeiten, andere, die ihr Leben damit verbringen, Windeln zu wechseln und Essen zu kochen. Was ist es, das sie zusammenbringt?

Sie schleicht näher heran und zieht die Vorhänge zurück. Als sie in das Zelt hinein lugt, sieht sie eine wunderschöne Frau tanzen, ihre Hüften wiegen sich, ihre vollen Brüste in einem glitzernden roten Top, die Hände flattern wie Schmetterlinge, als sie durch den mit Kerzen erleuchteten Raum schwebt. Die anderen Frauen schauen zu, die Augen leuchten wie Edelsteine, Stimmen singen zusammen, weben eine Harmonie – Lieder von Wasser, Frauen, der Mondin, Geburt und Liebe. Dann hört man eine Glocke, sie hallt durch das Zelt, bis nur noch Stille zurückbleibt. Und dann, nach einer Weile, beginnt eine der Frauen zu sprechen, erst ganz sanft, Tränen tropfen ihre Wangen herunter, sie erzählt von ihrer Traurigkeit und ihrem Schmerz. Die Frauen um sie herum halten sie, streichen über ihre Haare als sie weint, und dann, fast wie Magie, fangen ihre Tränen an zu trocknen und sie lächelt wieder.

Jetzt beginnt eine andere Frau, älter, mit ergrautem Haar und wunderschönen Lachfältchen, zu sprechen. Sie erzählt eine Geschichte von Leidenschaft und Begierde, die das zuhörende Mädchen erröten lässt – sie hat noch nie vorher Frauen von Liebhabern erzählen hören, sie hat noch nie wirklich darüber nachgedacht, wie die Erwachsenen die sie kennt, mit ihren Körpern Liebe teilen, wenn ihre Schlafzimmertür geschlossen ist und es dunkel ist. Sie hört genauer hin, gespannt, die Geheimnisse der Liebe zu erfahren…

Eine der Frauen entdeckt ihr Gesicht, das um die Ecke lugt, und sie lachen und winken sie herein. „Wir haben Dich schon erwartet!" sagt ihre Mutter, „Mein liebes Mädchen. Ich erinnere mich, als ob es gestern war, als Du in meinem Bauch gewachsen bist, gewogen in meiner Gebärmutter. Ich werde den Tag Deiner Geburt niemals vergessen, als ich Dich aus meinem Körper hinausschob in diese Welt. Wie ich Deinen kostbaren kleinen Körper in meinen Armen hielt. Dich an meiner Brust stillte. Du wirst Dich nie an diese Dinge erinnern, aber ich tue es.

Ich erinnere mich an die Zeiten, als Du krank warst und ich die ganze Nacht mit Dir da saß, Deine Hand hielt, als Du Angst hattest. An unserer Seite lerntest Du zu sprechen und zu laufen, zu lesen und zu schreiben. Wir spielten mit Puppen, machten Höhlen auf der Wiese und kletterten auf Bäume. Und jetzt bist Du hier und wirst vor unseren Augen zur Frau. Du, meine Liebe, wendest Dich dem Mond zu!

Komm und nimm Deinen Platz mit uns ein, es ist an der Zeit für Dich, einige unserer Geheimnisse zu lernen.

- o   Das Geheimnis Deines Körpers
- o   Das Geheimnis Deines Blutes
- o   Das Geheimnis Deiner Fruchtbarkeit
- o   Das Geheimnis des Mondes
- o   Das Geheimnis der Selbstfürsorge

„Wir haben Geschenke mit Dir zu teilen:

- o   Das Geschenk des Zeremonie

- o Das Geschenk der Intuition
- o Das Geschenk der Schwesternschaft
- o Das Geschenk der Kräuter
- o Das Geschenk der Wilden Frau

„Während jeder Stufe Deiner Geburt ins Frau-sein wird es mehr Geheimnisse geben, die wir mit Dir teilen können – wenn Du die erste Liebe erlebst, dann Schwangerschaft, Geburt, Kinder erziehen und dann zu einem tieferen Verständnis Deiner Zyklen hin gelangst.

„Aber für jetzt ist es unsere Aufgabe, mit Dir die Lektionen des Mondes zu teilen. Dich über dieses Wunder in Deinem Bauch wissen zu lassen, in Deiner kostbaren Gebärmutter, welche gerade jetzt zum Leben erwacht. Du kannst sie nicht sehen, Du kannst sie nicht berühren, aber der Zauber in Deiner Gebärmutter wird seinen Weg durch Dein gesamtes Leben hindurch weben: Deine Gefühle, Deine Gedanken, Deine Träume.

„Wir werden Dir Geschichten aus unseren eigenen Leben erzählen und Deine Fragen beantworten. Wir versprechen Dir, dass wir alles tun werden, um Dich zu unterstützen, während Du der Mondin begegnest.

„Jede Frau hier ist Deine Schwester. Hier ist der Ort, wo wir unsere eigene Weisheit und die von allen Frauen hören und erfahren können. Hier kommen wir zusammen, um Unterstützung für uns selbst zu bekommen, während jede von uns ihren eigenen Weg geht.

„Du musst diesen Frauen-Ort ehren und damit auch die Verantwortung, dass Du hier eintreten darfst.

o Respektiere das Vertrauen Deiner Schwestern und ihre Geschichten.

o Wisse, dass jede ihre eigene Geschichte gefüllt mit Dunkelheit und Licht hat, wenn Du nur bereit bist, hinzuhören.

o Verurteile sie nicht und lästere nicht über sie – aber nutze diese Chance, um von ihr zu lernen.

o Lerne, Deine eigene Geschichte zu teilen, Deine eigenen Erfahrungen zu ehren und sie mit denen zu teilen, die diese auch ehren werden."

Eine Frau mit dunklen Augen nimmt einen geschnitzten Holzstab und berührt damit eine kleine bronzene Schüssel. Der Klang der Schüssel klingt durch das ganze Zelt, gibt ein Echo, die Frauen atmen tief in ihren Bauchraum hinein. Wieder legt sich Stille über die Gruppe, bevor sie in die dunkle Nacht hinausgehen.

Zwei Wochen vergehen.

Der Tag des Vollmondes kommt.

Die Mädchen, die langsam erwachsen werden, sind voller Vorfreude, aber auch nervös. Sie wissen, dass es eine Ehre und ein Privileg ist, zur Teilnahme an diesem speziellen roten Zelt eingeladen zu werden.

Sie waschen ihre Haare und ziehen wunderschöne fließende weiße Kleider an. Es fühlt sich fast so an wie ein Hochzeitstag.

Ihre Mütter begrüßen sie am Eingang des Zeltes, waschen ihre Hände mit duftendem Rosenwasser, und segnen ihre Köpfe damit. Die anderen Frauen singen eine betörend schöne Melodie.

„Die Strömung, sie fließt, rollt und fließt, die Strömung, sie fließt hinab zum Meer."

Die Mädchen gehen in die Mitte des Kreises. Ihre Mütter schließen sich dem Kreis von Frauen um sie herum an. Eine der älteren Frauen beginnt, eine Geschichte zu erzählen…

Das Geschenk des Mondes

Im silbrigen Licht des Vollmondes lag ein kleines Ei auf einem Blatt. Und aus ihm heraus schlüpfte ein winziges Raupen-Mädchen. Das süße Raupen-Kind schlängelte und spielte den ganzen Tag und aß und aß, und wuchs und wuchs. Sie beobachtete die Schmetterlinge, die um ihren Kopf herum flogen – bewunderte ihre Farben, aber war dennoch froh, sie selbst zu sein.

Bis, eines Tages, als der Mond sich verdunkelte, sie sich plötzlich etwas seltsam zu fühlen begann, sie fühlte sich nicht mehr wie sie selbst. An ihrem Körper wuchsen Haare. Sie wickelte sich ein und versteckte sich, unsicher darüber, was wohl in der Dunkelheit passieren würde.

In dem Kokon passierte etwas magisches. Unsichtbar. Der Zauber des Lebens selbst. Das süße Raupen-Mädchen, das jeder kannte und liebte, veränderte sich. Bis sie eines Tages wieder auftauchte, fast nicht mehr wiederzuerkennen im Gegensatz zu ihrem vorherigen Selbst.

Als sie auftauchte, nahm ihr Körper immer noch seine Form an, trockneten ihre Flügel im Wind. Sie wurde von der Amsel geneckt:

„Du bist ein komischer Kauz, ein fliegender Wurm! Deine Flügel sind sonderbar!"

Sie versuchte, wieder zurück in ihren Kokon zu kriechen und sich zu verstecken, aber sie passte nicht mehr hinein. Dann sah sie die Schmetterlinge, denen sie als Raupe immer so gern zugeschaut hatte. Sie kamen zu ihr und unterstützten sie, als sie zum Sprung ansetzte und das Fliegen lernte. Sie tanzten um die Sonne herum und hießen sie willkommen.

Nun hatte sie Flügel um zu fliegen. Sie flog voller Begeisterung herum, und verglich ihre wunderschönen Flügel mit den Blütenblättern, an denen sie vorbeikam. Ihr war voller Begeisterung ganz schwindlig.

Und als der Vollmond ein weiteres Mal schien, fand sie heraus, dass sie eigene Kinder bekommen konnte. Sie hatte ihre eigenen Wunder-Monde in sich drinnen. Sie waren schon immer da gewesen...sie hatte es nur nicht gewusst.

Aber als der Mond sich verdunkelte, fühlte sie sich seltsam, wieder nicht sie selbst.

Sie erinnerte sich an die Tage im Kokon und fragte sich, ob sie sich wieder verändern würde? Sie fühlte sich mehr und mehr müde, und fragte sich, ob sie krank sei. Sie machte sich Sorgen, dass sie sterben würde.

Großmutter Mond sah ihre Tränen und hörte ihrem traurigen Lied zu. Sie sagte:

„Liebes Kind, weine nicht – Du veränderst Dich, aber diesmal nur innerlich.

„Habe keine Angst! Ich werde Dir das Geschenk des Lebens geben. Du kannst an jedem Vollmond ein Baby zeugen. Aber an Neumond musst Du Dich einhüllen, während Dein Körper seinen Zauber erneuert. Dann kannst Du wieder voller Leben hervorkommen, und hast wieder die Fähigkeit, Liebe, Leben und Schönheit auf die Welt zu bringen."

Die Schmetterlings-Frau stimmte zu. Und an jedem Neumond hüllte sie sich ein, um sich auszuruhen und als sie sich wieder erfrischt fühlte, kam sie wieder hervor, um all ihre Schönheit zu teilen.

So ist es auch mit Dir, meine Liebe.

Du trägst in Dir das Geschenk des Lebens. Genauso wie Deine Schönheit hast Du eine Vielzahl von schöpferischen Gaben.

Aber, um diese der Welt zu geben, musst Du Dir jeden Monat, wenn der Mond sich verdunkelt und Dein Blut zu fließen beginnt, erlauben zu ruhen, zu Träumen und Dich wieder aufzuladen, Deiner eigenen inneren Welt zuzuhören.

Das ist das heilige Mysterium des Frau-Seins. Das ist das Geschenk des Mondes.

Eine der Frauen bringt einen wunderschönen weißen Kuchen hervor, glasiert wie der volle Mond. Sie schneiden ihn an und essen, und während sie das tun, hören sie zu, wie der Reihe nach die Frauen ihre Geschichten von ihrem Eintritt ins Frau-Sein teilen.

Eine erzählt davon, dass ihre Blutung während eines Schul-Kanu-Ausflugs begann. Wie dieser rote Strom aus ihr herausfloss und sie ihre Mutter bei sich haben wollte.

Eine andere, wie es im Unterricht begann und durch ihren Rock hindurch sichtbar war und jeder auf sie zeigte und lachte. Wie sie ihren Pullover um ihre Taille band, um es zu verstecken, als sie auf die Toilette ging.

Eine andere erzählte, wie sie wartete und wartete und

alle ihre Freundinnen hatten ihre Periode und sie fühlte sich ausgeschlossen, weil sie die Einzige war, die sie noch nicht hatte. Sie erzählte von ihrem Besuch beim Arzt, wo sie herausfand, dass ihr Körper anders war und dass sie niemals bluten würde oder Kinder haben würde. Sie erzählte, wie sie lernte, ihren besonderen Körper mit seinen eigenen individuellen Gaben zu lieben.

Eine Frau mit blonden Haaren und einer Brille erinnerte sich, dass sie eine wunderschöne Schachtel von ihrer Mutter bekommen hatte, mit selbstgenähten Binden, einem exotischen Schaumbad und Mondstein-Ohrringen. Ihre Eltern gingen mit ihr zum Essen und gaben ihr das Gefühl, etwas Besonderes zu sein.

Eine andere Frau, viel älter, erinnerte sich an die altmodischen Binden, die dick und unbequem waren, und darüber, dass es nicht üblich war, über die eigenen Körper zu reden, besonders nicht über „da unten". Und wie ihre Mutter diese Binden auf ihr Bett gelegt hatte, aber niemals irgendein Wort zu ihr gesagt hatte.

Eine kleine Frau mit kurzem dunklem Haar erzählt, wie sie und ihr Mann ihre Tochter mit nach draußen genommen haben und ihre erste Menstruations-Binde mit ihr vergraben haben, um ihr Blut wieder an die Erde zurück zu geben und Dank zu sagen für ihre Fruchtbarkeit und die Fruchtbarkeit der Erde.

Die Frauen brachten ihre Trauer zum Ausdruck, die sie darüber empfunden hatten, die Kindheit hinter sich zu lassen und ihre Aufregung und Verwirrung darüber, eine Frau zu werden. Ihre Gefühle des Schocks und der Überraschung, oder begeisterter Erwartung.

Die Verlegenheit ihrer Mutter oder ihres Vaters. Die

Reaktionen ihrer Freunde und Geschwister.

So viele Geschichten, jede absolut einzigartig. Tränen fließen und Gelächter sprudelt hervor, wie eine Quelle aus dem Berg.

Dann steht eine der Mütter auf, um zu sprechen.

„Es ist an der Zeit, unser erstes Geheimnis mit euch zu teilen. Es ist **das Geheimnis unseres Blutes**.

„Blut kann Gefahr bedeuten. Blut kann Krankheit und sogar Tod bedeuten.

„Aber das Blut Deiner Mondzeit bedeutet Leben und Fruchtbarkeit. Das ist das Blut des Lebens, das Blut der Erneuerung.

„In der Zeit vor der Wissenschaft und der Medizin war das monatliche Bluten der Frauen ein Mysterium – wie konnte eine Frau bluten und trotzdem nicht krank sein? Es wurde als eine magische Fähigkeit, die nur die Frauen besaßen, angesehen – zu bluten und doch gesund zu sein.

„Du hast eine Wiege des Lebens in Dir drin, in Deinem Unterleib. Manche nennen sie den Uterus, andere die Gebärmutter. Dies ist der Ort, in dem Du in mir gewachsen bist.

„Genauso wie die Bäume im Herbst ihre Blätter verlieren, um Platz für die neuen Knospen im Frühling zu machen, genauso verliert Deine Gebärmutter ihre weiche rote Auskleidung jeden Monat, wenn sich kein Baby darin befindet.

„Dies ist ein Wunder der Natur! **Du bist auch ein Wunder.** Liebe Deinen Körper, behandle ihn mit Liebe und Sorgfalt. So wie wir es auch bis jetzt getan haben.

„Jetzt ist die Zeit, wo Du beginnst, Dich sanft aus

unserer Obhut abzulösen und für Dich selbst und Deine Entscheidungen verantwortlich zu werden. Du wirst zu einer eigenständigen Frau!"

Die Mädchen waren begeistert, dass das erste der Geheimnisse der Frauen mit ihnen geteilt wurde. Sie fühlten sich erleichtert, dass sie in jeder der Geschichten der Frauen ein klein wenig ihrer eigenen Wahrheit gefunden hatten. Es gab ihnen das Gefühl, nicht allein zu sein.

Jetzt wandten sich die Augen der Frauen ihnen zu. Jetzt waren sie dran, zum Kreis zu sprechen. Die erste stand da, mit zitternden Knien, schwitzenden Händen, um das Gesicht ihrer Mutter und ihrer Freundinnen erwartungsvoll auf sie gerichtet zu sehen.

Sie begann ihre Geschichte von ihrer ersten Blutung zu erzählen, nur wenige Wochen zuvor, ihre Gefühle waren noch immer sehr frisch. Es fühlte sich etwas komisch an, so vertraut vor all den Frauen zu sprechen, die sie alle so gut kannte.

Nachdem sie sich setzte, und ihre Freundin aufstand, um zu sprechen, verstand sie die Kraft des Kreises und warum er so einen Respekt einforderte: **es erfordert viel Mut, die Wahrheit auszusprechen.**

Die Frauen umarmten die Mädchen, küssten sie und flüsterten liebevolle Worte in ihre Ohren.

„Wir lieben Dich. Du bist stark, und schön und wertvoll. Wir sind immer für Dich da, in guten Zeiten und in schlimmen Zeiten. Wir sind so stolz auf Dich."

Dann knieten sich die Frauen neben sie hin, massierten ihre Füße und Hände mit duftendem Öl, bemalten ihre Nägel mit zarten Farben und Mustern.

Sie legten ihre Hände auf ihre Bäuche und segneten ihre Gebärmütter. Dann gaben sie jeder ein besonderes Schmuckstück: Das erste Schmuckstück, dass jede von ihnen als Frau besessen hatte und das neben Verlobungs- und Eheringen in den kommenden Jahren wertgeschätzt werden würde.

Dann wurden die Mädchen aus dem Zelt geführt.

Der Vollmond war hoch oben am Himmel.

Sie begannen den Hügel hinter dem Zelt zu erklimmen. In der Dunkelheit verloren sie die älteren Frauen aus den Augen, bis sie nicht mehr wussten, wohin sie gehen mussten. Sie fühlten sich verloren und allein und ängstlich in der Dunkelheit. Dann hörten sie die Stimmen der Frauen, die sich erhoben, um ihnen wieder zu begegnen:

Folge dem Mond, folge Deinem Herzen, richte Deine Augen auf den Mond und Deine Füße auf den Weg, und alles wird gut sein, meine Liebe, alles wird gut sein.

Und dann, in der Nähe eines dunklen und windigen Pfades, erreichten sie den Gipfel.

Eine grasbedeckte Ebene gebadet im hellen Mondlicht, mit einem Herzen aus Rosenblüten in der Mitte. Sie standen im Mondlicht, beschwingt von ihrer eigenen Kraft, das helle Licht aufsaugend. Die Stimmen der Frauen kamen näher, leuchtende Kerzen in ihren Händen.

Dann umarmten sie die Mädchen im Mondlicht und segneten sie.

„Wisset, dass wir euch lieben und für euch da sind. Wisset, dass wir verstehen, auch wenn wir in älteren Körpern stecken, und die Gesichter von Müttern,

Tanten und Freunden tragen. Dennoch sind wir alle eins, alle Teil des gleichen Erlebnisses, des gleichen Lebensflusses und der heiligen weiblichen Linie."

Sie banden einen roten Faden um das Handgelenk jedes Mädchens, der sie mit der Gruppe der Frauen verband.

„Der rote Fluss fließt durch uns alle, der rote Faden verbindet uns alle."

Und dann, mit einer goldenen Schere, durchschnitt die älteste Frau den Faden.

„Wir sind verbunden, aber getrennt. Wir alle müssen unseren eigenen Weg finden, und unseres eigenen Körpers Weisheit folgen.

„Es ist nur einen Augenblick her, dass wir an eurer Stelle waren. Wir alle gehen den gleichen spiralförmigen Weg in diesem Leben, auch wenn die Schritte unserer Tänze einzigartig für uns sind.

„Und wir wissen, dass sich noch Stürme vor uns befinden und wir wissen, dass auf einer bestimmten Stufe Du Dich losreißen müssen wirst. Um den Faden zu zerschneiden, der uns eng zusammenhält. Wisse, liebes Kind, dass wir für Dich einen Platz freihalten, um in Liebe zurückzukommen, als eine eigenständige Frau.

„Ihr seid unsere Töchter, Schwestern, und Freundinnen. Wir ehren euch für eure Zukunft, für eure wachsende Schönheit, eure Stärke und Intelligenz, eure wilde Schöpferkraft und euer wachsendes Selbstbewusstsein. Wir wollen euch zum Beginn des Frau-Seins, dieser langen Reise von sich selbst verstehen und erblühen, willkommen heißen. Lasst uns euch das Geheimnis des Mondes erzählen."

Das Geheimnis des Mondes

Jedes Mädchen ist mit einem inneren Licht geboren. Ein kleiner, einzigartiger Stecknadelkopf von Licht. Das ist das Potential für die Frau, zu der sie sich hin entwickelt. Mit jedem Geburtstag wird eine weitere Kerze angezündet, und ihre Flamme wird heller und heller.

Die Jahreszeiten wechseln, Frühling wird zu Sommer. Neues Wachstum keimt heran – das Mädchen wächst zur Sonne und zum Mond empor, nähert sich ihrem Licht. Ihr Körper entwickelt die ersten Zeichen von Fruchtbarkeit – ihre Brüste beginnen, sich wie Berge zu runden, ihre Hüften sich wie ein Fluss zu wiegen, ihr Hügel wird bewaldet, und geheimnisvolle Träume vom Frau-Sein beginnen ihren Kopf zu beschäftigen – von Freiheit, und Liebe zu Jungen oder Mädchen, und von ihren Möglichkeiten. Sie wächst und erblüht.

Sie lernt, dass unsere Körper auf dieser Erde geboren werden, durch unsere Gene und die Kultur programmiert, um an den täglichen Rhythmus der Sonne von Erwachen und Schlafen, und an den Mond für unseren Menstruationszyklus angebunden zu sein.

Sie lernt, dass sie, wenn sie ihr Licht in all seiner Pracht voll erleuchten lassen möchte, die Rhythmen der

Erde und des Himmels, der Sonne und des Mondes, den Rhythmus ihres Körpers, respektieren muss.

Sie lernt ihre Lektionen vom Mond – wenn er voll ist, ist sie es auch, sie nimmt seine Energie auf und trägt sie mit sich – diese erstrahlt in ihrem Gesicht, aus ihrem Herzen, in ihren Kreationen und Worten.

Und ist der Mond verdunkelt, dann ist sie ruhig und ruht. Das lehrt sie, dass Dunkelheit ein Teil von ihr ist – um glücklich und gesund zu sein, muss auch sie nach innen gehen, sich wieder aufladen, reflektieren und ruhen.

Jeden Monat, Dein ganzes Leben hindurch, wird Dich der Mond hinein- und hinausführen – aus Dir selbst, aus der Interaktion mit denen, die Du liebst, aus Zusammensein und Getrenntsein. Beides ist wichtig. Beobachte den konstanten Wechsel des Mondes und folge ihm. Großmutter Mond ist eine wertvolle Lehrerin für alle Frauen.

Viele Frauen werden merken, dass ihr Blutungszyklus die gleiche Länge hat, wie der Zyklus des Mondes. Und Frauen, die zusammen leben, stellen oft fest, dass ihre Zyklen sich aneinander angleichen, weil ihre Körper miteinander kommunizieren.

Das sind die Geheimnisse des Mondes.

Wir sind nicht die Einzigen, die vom Mond beeinflusst werden – Tiere und Pflanzen werden es auch. Bei Vollmond laichen die Korallen, die Wölfe heulen, bei vielen schwangeren Säugetieren setzen dann die Wehen ein und Schildkröten legen zu dieser Zeit ihre Eier ab.

Menschen auf der ganzen Welt – die Heiden, die Hindus, die Muslime, die Christen, die Juden, eingeborene Völker – sie alle feiern den Vollmond und seine pulsierenden Energien auf verschiedene Arten und Weisen – von Vollmondparties an thailändischen Stränden hin zu jüdischen Familienfesten. Viele wichtige Fastenzeiten und Festtage haben ihre Wurzeln im Mondkalender.

In der Vergangenheit war es so, dass die meisten Frauen bluteten wenn der Mond verdunkelt war und ihren Eisprung an Vollmond hatten. Dies wurde *Weißer Mondzyklus* genannt. Die Energien einer Frau sind dann übereinstimmend mit dem Mond, was ihre Blutung unterstützt.

Aber in den vergangenen Jahren haben sich die Dinge sehr schnell verändert. Wir leben nicht mehr so nah mit anderen Frauen zusammen, draußen gibt es Straßenlaternen und innen elektrisches Licht, was bedeutet, dass unsere Körper viel weniger durch den sich verändernden Lichtpegel des Mondes gesteuert werden.

Auch künstliche Hormone und Verunreinigungen im Wasser und in Lebensmitteln haben einen Einfluss auf unseren Zyklus.

Und daher ist es bei vielen Frauen so, dass sie sich weniger verbunden mit ihren Körpern und ihren Zyklen fühlen. Weniger verbunden mit dem Mond.

Heutzutage sind die Zyklen der Frauen durch den ganzen Monat hindurch gestaffelt. Manche bluten an Vollmond, was man *Roter Mondzyklus* nennt, und viele andere haben gar keine Verbindung mehr zum Mond, weil sie viel längere oder kürzere Zyklen haben.

Dieses Getrenntsein von unseren Körpern und den Zyklen der Natur, konstanter Stress und ein ständiges in Bewegung sein führt zu Unwohlsein. Innen und Außen. Unsere Körper lassen uns wissen, dass irgendetwas nicht stimmt, indem wir uns gereizt fühlen, müde sind und Schmerzen haben. Wir müssen ruhen wenn wir bluten.

Aber wir leben in einer Welt, die dies nicht wirklich versteht, und von uns erwartet, jeden Tag gleich zu sein: immer fröhlich und unbeschwert, nett und zuvorkommend, immer auf Abruf und in Bewegung.

Unsere weiblichen Zyklen zeigen uns, dass wir zu bestimmten Zeiten im Monat eine Pause brauchen.

Die Mondin führt uns, indem sie uns ihr sich immer veränderndes Gesicht zeigt.

(*In vielen Sprachen und bei den Urvölkern ist das Wort „Mond" weiblich, daher wird an einigen Stellen im Buch eine weibliche Form für Mond verwendet. - Anm. d. Übers.*)

Sie erinnert uns daran, dass wir unsere eigenen inneren Rhythmen haben, die wir viel mehr als die von Uhren und Zeitplänen respektieren müssen. Dies ist der einzige Weg zu wahrer Gesundheit und Glück.

Sie ist hier, um uns zu lehren, jeden Tag, jeden Monat, wann immer wir gewillt sind, ihr Aufmerksamkeit zu schenken. Unsere Menstruation wird oft unsere Mondzeit genannt, weil sie unsere Körper mit den Zyklen des Mondes verbindet und uns daran erinnert, unser Leben nach der Mondzeit auszurichten.

Die Phasen des Mondes

Die Mondin verändert ständig ihr Aussehen – ihre Form und Größe ist bestimmt durch ihre Position in Relation zur Sonne, von der sie erleuchtet wird. Sie verändert nicht nur ihr Aussehen, sondern auch wann sie auf- und untergeht. Die Mondin hat einen Zyklus von etwa 29,5 Tagen.

Vollmond

Vollmonde gehen bei Sonnenuntergang auf und bei der Morgendämmerung unter. Sie spenden Energie – manchmal auf gute Art und Weise, andere erzeugen Aufregung, so dass es schwierig sein kann, in den Schlaf zu finden oder sich zu entspannen. Die Zeiten des Vollmondes sind gut geeignet zum Ernten und Sähen, um Gäste einzuladen und zu feiern, lange zu arbeiten und aus vollem Herzen kreativ zu sein.

Jeder Vollmond hat seinen eigenen speziellen Namen und besondere Charakteristiken. Zum Beispiel wird der Vollmond, der in die Zeit zwischen Mitte August und Mitte September fällt, der Ernte-Mond oder Herbstmond genannt – er scheint besonders golden und voll zu sein, und sein Erscheinen wurde zur Ernte genutzt.

Abnehmender Mond

Abnehmend bedeutet kleiner werdend. Wenn der Mond seinen Halbzeitpunkt erreicht (das letzte Viertel des Mondes, das um Mitternacht herum aufgeht) ist ein Gefühl von Balance, Anspannung oder Veränderung da. Er wird jede Nacht etwas kleiner, bis er komplett verdunkelt ist.

Der verdunkelte Mond oder Neumond

Für ein paar Tage ist der Mond fast unsichtbar – es ist eine Zeit der Dunkelheit. Der Mond ist im Schatten und geht vor der Dämmerung auf und mit der Sonne unter.

In vielen Bräuchen wurde diese Zeit als eine Zeit der Innenkehr, Reflektion, des Visionierens und um Pläne für den bevorstehenden Monat zu machen, genutzt. Es ist eine Zeit für Neubeginn, ein scheinbares Innehalten in der Dunkelheit, bevor der Mond seine Reise zurück in die Fülle beginnt.

Zunehmender Mond

Der Mond wird jede Nacht etwas größer und strahlender, bewegt sich durch den Sichelmond – den Mond aus Bilderbüchern, das schmale Scheibchen, das von Hoffnung, neuem Leben und Magie spricht.

Auf halbem Wege (das erste Viertel) fühlt es sich wieder nach Veränderung oder Gleichgewicht an, der Mond ist am Nachmittag sichtbar und geht am Abend unter.

Viele Kulturen arbeiten mit einem Mondkalender, aber unserer ist solarisch.

Um mehr über die Mondphasen zu lernen, besorge Dir einen Kalender oder ein Tagebuch mit dem Mondkalender drinnen. Schau jeden Tag in den Himmel, und notiere Dir die Tage Deines Zyklus in Deinem Kalender, so dass Du sehen kannst, wie Dein Menstruationszyklus und die Mondphasen interagieren.

Mondmagie

Der durchschnittliche Menstruationszyklus ist 28 Tage lang – was ungefähr genauso lang wie der Mondzyklus ist!

○○○

Das am weitesten verbreitete Menstruationsschema ist, bei Neumond zu bluten und bei Vollmond einen Eisprung zu haben.

○○○

Das englische Wort „lunatic" (*auf deutsch soviel wie „wahnsinnig", aber auch „mondsüchtig" - Anm. d. Übers.*) wurde ursprünglich verwendet, um Menschen, die sehr stark vom Vollmond beeinflusst waren, zu beschreiben – in Wirklichkeit sind wir alle ein bisschen „lunatic" (also vom Mond beeinflußt)!

Die Geheimnisse unserer Zyklen

Ein Teil davon, die Kunst des Frau-Seins zu lernen, ist es zu lernen, jeden Teil unserer Zyklen und unserer selbst zu ehren.

Ein Kreislauf ist die Grundeinheit des Lebens: Geburt, Wachstum, Veränderung, Verfall und Tod, wieder gefolgt von Geburt. Es ist eine zyklische, sich wiederholende Reise. Du siehst es im Schlagen unserer Herzen, dem Ein- und Ausströmen unseres Atems, den Jahreszeiten und den Mondphasen.

Unsere Menstruationszyklen verbinden unsere weiblichen Körper direkt mit der Natur.

Dein Zyklus nimmt Dich jeden Monat mit auf eine Reise zwischen den hellen und dunklen Anteilen Deiner selbst.

Genauso wie der Mond jeden Monat von hell erleuchtet hin zur Dunkelheit, und wieder zurück wandert.

Du wirst Dich selbst dabei beobachten, wie Du Dich von liebend hin zu wütend bewegst, von kreativ sein hin zu Gefühlslosigkeit.

Es kann sich sehr verwirrend und irreführend anfühlen, so außer Kontrolle zu sein.

Hier kommt unsere weibliche Weisheit wieder zum Einsatz.

Indem wir mehr über unsere Zyklen und ihre einzigartigen Muster, und die Art und Weise, wie unsere Stimmungen sich mit unseren Zyklen verändern, lernen, werden wir uns weniger orientierungslos fühlen und statt dessen mit den Gezeiten unserer Körper schwimmen können, statt gegen sie anzukämpfen.

Das erfordert Übung, und wird etwas sein, was Du über Jahre hinweg lernen wirst.

Aber viele Frauen, mit denen die Geheimnisse der Frauen nicht geteilt wurden, werden dies nie wissen. Sie werden nie erfahren, dass der Mond ihren Zyklus beeinflusst. Oder dass ihre Stimmungsschwankungen normal sind. Oder wie sie sich selbst helfen können.

Wenn Du beginnst, Deine eigenen Rhythmen zu erkennen, wirst Du an Selbstvertrauen gewinnen und lernen, zu Deiner eigenen Melodie zu tanzen.

Es heißt, wenn Deine Blutung vorbei bist, bist Du wie die **Jungfrau** – Du fühlst Dich jung, frisch und voller Energie.

Wenn Du Deinen Eisprung hast, bist Du wie eine **Mutter** – Du kannst schwanger werden und vielleicht fühlst Du Dich fürsorglich und gesellig.

Dann, in der Woche vor Deiner Periode, kann sich Deine Stimmung verdunkeln, Du wirst zur **Hexe** oder **Wilden Frau**, die jeden in Stein verwandeln möchte, der sie nervt.

Während Deiner Blutung bist Du wie eine **alte weise Frau** – Du brauchst mehr Ruhe und hast viele tiefgründige Erkenntnisse, wenn Du es Dir erlaubst, Deiner Intuition zu folgen.

Beachte, dass dies die Hauptstufen des Lebens der

Frau sind – ist es nicht faszinierend, dass Dich Dein Zyklus jeden Monat durch diese Phasen hindurch führt, so dass Du sie immer wieder und wieder erleben kannst?

Die Gabe der Wilden Frau

Wir sprechen nicht sehr viel über unsere dunklen Seiten.

Aber so wie der Mond zu einer bestimmten Zeit voll ist, ist er zu anderen Zeiten verdunkelt. Genauso wie es auch mit Dir ist. Du bist Helligkeit und Dunkelheit. Deine dunkle Seite wird durch die Wilde Frau symbolisiert.

Vor langer Zeit wurde die Wilde Frau in den großen Legenden abgebildet und in antiken heiligen Tempeln.

Ihre Macht wurde respektiert.

Sie hatte die Macht, Leben zu erschaffen, aber auch, es zu zerstören. Ihre dunkle Seite wurde als wesentlicher Teil des Lebens respektiert. Sie hatte an verschiedenen Orten verschiedene Namen: Kali, Medea, Durga und Hekate sind nur ein paar davon.

Aber als sich die Zeiten änderten, veränderten sich auch die Geschichten.

Ihre Dunkelheit wurde verachtet. Und sie wurde zu einer Hexe gemacht, zu einer gefürchteten Außenseiterin.

Die Menschen fingen an, ihr gegenüber argwöhnisch und misstrauisch zu werden.

Man ermahnte die Frauen, nur ihre Helligkeit zu zeigen. Sie sollten gut sein und freundlich und schön.

Ihre Dunkelheit, welche ein wesentlicher Teil ihrer Stärke ist, wurde ihnen abgesprochen. Es wurde ihnen gesagt, sie würde zum Teufel gehören.

Aber wir alle haben eine dunkle Seite, eine Schatten-Energie. Das ist unsere Wut, unsere Wildheit, unsere Fähigkeit, zu toben und zu zerstören.

Das ist die Wilde – und sie ist in uns allen.

Sie ist die dunkle Seite der liebenden und gebenden Frau.

Sie ist machtvoll! Und das ist ihr Geheimnis.

Sie ist Deine Stärke, gegen Dich selbst und die, die Du liebst, gerichtet. Sie ist Deine Schattenseite, mit Lektionen, um Dich zu lehren, was es ist, dass Du gewählt hast, vor anderen zu verbergen.

Sie erfordert Deine tiefste Seelen-Aufmerksamkeit hin zu dem, was Du verweigerst, mit Licht zu bescheinen.

Sie mag Dich erschrecken, beschämen, Deine Pläne durcheinanderbringen und Deine sorgfältig aufgetragene Wimperntusche verschmieren! Wir fürchten ihre Zerstörungskraft in uns selbst und sie ist zutiefst bedrohlich für unsere Gesellschaft. Es kann sehr furchterregend sein, sie aufsteigen zu fühlen. Und erschreckend für andere, dies zu sehen.

Sie kommt dann zum Vorschein, wenn wir müde sind und uns überfordert fühlen. Wenn wir zuviel von uns gegeben haben. Wenn wir uns geweigert haben, nein zu sagen (wenn wir zu oft „Ja" und zuwenig „Nein" gesagt haben). Wenn Menschen uns zu nahe kommen. Wenn wir zu sehr versuchen, es anderen recht zu machen. Sie kommt dann zum Vorschein, wenn etwas, was wir wertschätzen, bedroht wird oder wenn unsere

Seele gefährdet ist. Sie kommt dann zum Vorschein, wenn unsere Blutung naht.

„Hör mir zu! Kümmere Dich um mich! Lass mich in Ruhe!" Sie stampft und schreit, schimpft und schnauzt herum. Sie kommt zum Vorschein, rasend, weinend, schreiend, drohend, mit zitternden Händen, fahlem Gesicht. Ihre Botschaft ist wahr. Aber die Art und Weise wie sie kommuniziert, ist primitiv und bedrohlich. Deswegen versuchen wir, sie zum Schweigen zu bringen, statt sie rauszulassen.

Was sie natürlich nur noch rasender macht. Schließe niemals eine wildgewordene Frau im Speicher ein, oder sie wird das ganze Haus abfackeln!

Deswegen müssen wir sichere Ausdrucksweisen für die Wildgewordene finden. Notiere Dir ihre Worte in Deinem Tagebuch und achte auf sie! Sie ist eine wunderbare Lehrerin und wird Dein ganzes Leben lang mit Dir zusammensein, Dich lehren und führen.

Wir müssen ein Gleichgewicht in unserem Leben herstellen, so dass sie nicht so oft oder auf zerstörerische Art und Weise zum Vorschein treten muss. Das ist das, was alle von uns Frauen jeden Monat aufs Neue lernen müssen. Manchmal haben wir Erfolg und andere Male verursacht die Wildgewordene viele Verletzungen und Zerstörung bei denen, die wir lieben.

Dann müssen wir lernen, um die Vergebung derer, die wir verletzt haben, zu bitten. Und uns selbst vergeben.

Was hast Du über die Wildgewordene gelernt – von Deiner Mutter, Großmutter, Tanten, Lehrerinnen, Schwestern oder Freundinnen? Wie hast Du sie in Dir selbst erlebt?

Das Geschenk der Vorbereitung

Das Auftreten Deiner ersten Blutung (auch Menarche oder erster Mond genannt) kann ein richtiger Schock und sehr überraschend für Dich sein. Besonders, wenn Dir niemand irgendwas darüber erzählt hat!

Eines der Geschenke, die wir Dir geben wollen, ist das der Vorbereitung. Das Geschenk, die Zeichen zu erkennen, die Dir sagen, dass Deine Periode bald kommt und vorbereitet zu sein, so dass Du weißt, was mit Dir passiert und wie Du darauf reagieren kannst. Das nimmt die Angst und den Stress heraus.

Niemand weiß genau, wann Deine Periode beginnen wird – nicht Du, nicht Deine Mutter oder Dein Arzt. Aber das Alter Deiner Mutter, als ihre Periode begann, ist ein guter Hinweis…also frage sie, wenn Du kannst.

Es gibt noch andere Hinweise, zum Beispiel:

o Größer werden – die meisten Mädchen wachsen etwa zehn Zentimeter oder mehr im Jahr bevor sie ihre Periode das erste Mal bekommen, Du wirst fast Deine ganze Erwachsenen-Größe erreicht haben, wenn Du zu bluten beginnst.

o Das Wachsen Deiner Brüste. Sie fangen erst an zu sprießen, und dann 2-3 Jahre nach dem ersten

Sprießen wird Deine Periode kommen.

o Veränderter Ausfluss aus der Scheide, der weiß oder gelblich sein kann – dies beginnt etwa 6 – 18 Monate bevor Deine Periode beginnt.

o Schamhaare wachsen im Intimbereich und unter den Armen – die Periode kommt normalerweise etwa 1 – 2 Jahre nachdem Deine Schamhaare zu wachsen beginnen.

o Deine Hüften und Oberschenkel beginnen, ihre Form zu verändern, während Du mehr Fett einlagerst. Du musst genug Körperfett haben, damit Deine Periode beginnen kann, also bitte, bitte versuche nicht, dieses weg zu hungern oder durch Sport zu verringern. Es ist ein normaler, natürlicher und wichtiger Teil davon, einen weiblichen Körper zu haben.

o Haare und Haut beginnen, fettiger zu werden.

o Ein paar Pickel im Gesicht oder am Rücken.

o Schmerzen im Bauch oder im unteren Rücken.

o Stärkere Empfindungen und turbulente Gefühle.

Mädchen beginnen ihre Periode durchschnittlich mit 12 Jahren, normalerweise zwischen 11 – 14. Aber das ist nur der Durchschnitt, und Du bist einzigartig! Manche beginnen mit 8 und andere mit 18, und wieder andere bekommen sie gar nicht.

Wenn Du Deine Periode noch nicht hast, aber Deine Freundin schon, verfall' nicht in Panik oder glaube, dass irgendetwas mit Dir nicht stimmt. Das ist kein Wettbewerb! Sprich mit jemandem, dem Du vertraust.

Das Alter, in dem Du Deinen Zyklus beginnst, hängt von vielen verschiedenen Faktoren ab, einschließlich davon, ob Du genug Körperfett hast. **Es ist sehr wichtig, dies zu wissen, denn es lastet viel Druck auf Mädchen, sehr dünn zu sein und deswegen nicht genug zu essen.** Manche Mädchen und Frauen haben von Natur aus sehr schlanke Körper. Aber wenn Du versuchst, Deinen Körper dazu zu zwingen, etwas zu sein, was er nicht ist, wird er nicht in der Lage sein, zu wachsen und die Blutung einsetzen zu lassen, wie es sich gehört.

Du hast vielleicht schon gemerkt, dass sich Deine Freundinnen auch verändern – manche schneller, manche langsamer. Wir alle haben unseren inneren Zeitplan, der nicht erzwungen oder verändert werden kann. Wir beginnen unsere Perioden zu unterschiedlichen Zeitpunkten, haben unterschiedlich lange Zyklen, werden zu unterschiedlichen Zeiten schwanger, und wenn wir älter sind, beenden wir unsere monatlichen Blutungen zu unterschiedlichen Zeiten, so wie wir auch alle zu unterschiedlichen Zeiten sterben. Wir alle sind einzigartig. Unsere Reise durch unser Leben hat viel damit zu tun, unsere Körper in ihrer Einzigartigkeit anzunehmen.

Aber für Dich, wann auch immer die Zeit kommt, kennzeichnet Deine erste Blutung den Beginn Deiner Fruchtbarkeit. Deine erste Periode kennzeichnet offiziell Deine Veränderung vom Kind zur jungen Frau.

Sie signalisiert den Punkt, an dem Du in der Lage bist, ein neues Leben in Deinem Körper auszutragen. Das ist eine große Sache, oder?

Es werden noch Jahre dahin gehen, bevor Du Dich entscheidest, Kinder zu bekommen, oder vielleicht entscheidest Du auch, keine zu bekommen. Aber die Fähigkeit, ein neues Leben zu erschaffen und auszutragen ist wirklich magisch. Und das ist etwas, was nur Frauen tun können.

Wenn Du nicht weißt, wie Babies entstehen, dann ist jetzt eine gute Zeit, dieses Buch beiseite zu legen, und einen Erwachsenen, dem Du vertraust, zu fragen. Es ist wirklich wichtig, dass jemand, den Du liebst, Dir die Magie des Lebens erklärt. Und ich werde es hier nicht erklären, denn es ist ein großes Thema, und zwar eines, dass verschiedene Menschen zu verschiedenen Zeiten erklären wollen. Ich gehe davon aus, dass Du die Grundlagen der Fortpflanzung kennst. Wenn Du dies nicht tust, geh und frage!

Ich will nicht voraussetzen, dass Du irgendetwas über die Periode weißt. Vielleicht wurde darüber im Naturwissenschaft-Unterricht gesprochen oder vielleicht zuhause.

Lass' uns sichergehen, dass wir alle ein stabiles, gemeinsames Verständnis davon haben. Und ich garantiere Dir, dass jede etwas lernen wird! Sogar mir ging es so, als ich dieses Buch geschrieben habe, und ich habe meine Blutung seit mehr als 20 Jahren!

Heutzutage beginnen die Blutungen früher als je zuvor, die erste Periode tritt jetzt mit durchschnittlich 12,8 Jahren ein, verglichen mit durchschnittlich 14,5 Jahren vor nur etwa hundert Jahren. Mädchen werden schneller erwachsen. Die allgemeine Gesundheit der Frauen ist besser, sie bekommen heutzutage weniger

Babies als früher und stillen viel kürzer als dies früher der Fall war, so dass die erwachsenen Frauen heutzutage öfter ihre Periode haben, als jemals zuvor in der Geschichte der Menschheit…etwa 450 mal insgesamt!

Deswegen ist die Mondzeit bedeutsam.

Von etwa 12 bis etwa 51 Jahren, außer dann wenn Du schwanger bist, die Pille nimmst oder eventuell während Du stillst, befindest Du Dich an jedem einzelnen Tag Deines Lebens als Frau irgendwo in Deinem Menstruationszyklus. Den ganzen Monat hindurch verändert sich Dein Körper ständig, und reagiert auf die Veränderungen in Deinem Hormonhaushalt. Dies ist Dein Menstruationszyklus.

Einige dieser vielen Veränderungen schließen ein:

o Veränderungen der Körpertemperatur

o die Beschaffenheit und den Säuregehalt Deiner Scheide und Gebärmutter

o die Größe Deiner Brüste

o wie Du siehst und hörst

o wie Du empfindest und auf Schmerzen reagierst

o Deine Stimmungen und Gefühle

o wie Dein Körper Wasser speichert

o und sogar Deinen Pulsschlag!

Deswegen ist es wichtig zu lernen, auf Deinen Körper zu hören durch Deinen Zyklus hindurch und zu wissen, wie sich „normal" für Dich anfühlt und für Dich aussieht.

Wenn Du verstehst, dass sich Dein Körper immer

verändert, aber das der Rhythmus dieser Veränderungen einem regelmäßigen Muster folgt, dann kannst Du damit beginnen, im Zyklus Deines Körpers zu leben, statt dagegen anzukämpfen.

Dann weißt Du, dass es total in Ordnung ist, an manchen Tagen früh zu Bett zu gehen, weil es das ist, was Dein Körper braucht. Und dass Du Dich zu anderen Zeitpunkten voller Energie fühlen wirst.

Wenn wir dies nicht tun und so wie gehabt jeden Tag weitermachen, die Signale und Symptome unserer Körper ignorieren, dann wird es so sein, dass wir beginnen Probleme zu kriegen, wie Schmerzen, ohnmächtig werden oder Erschöpfung.

Also wie kannst Du Dich nun auf Deine erste Blutung am Besten vorbereiten?

o   Besorge Dir ein paar Damenbinden, die Du in Deiner Tasche und im Badezimmer/Toilette aufbewahrst.

o   Lies ein bisschen in diesem Buch, so dass Du Dich etwas selbstsicherer und informiert fühlst.

o   Stelle Fragen, so dass Du Dich sicher und vorbereitet fühlst.

o   Mache Dir Gedanken darüber, wie Du es feiern möchtest, dass Du eine junge Frau wirst.

Unsere großartigen Körper

Da heute die Pubertät früher beginnt, weniger gestillt wird, die Ernährung besser ist, die Lebenserwartung höher ist und aufgrund geringerer Schwangerschaften, haben die Frauen heutzutage öfter ihre Periode als jemals zuvor! Deshalb ist es erst recht wichtig, Deinen Zyklus zu verstehen, denn Du wirst etwa 450 mal Deine Periode in Deinem ganzen Leben haben!

○○○

Deine Eizellen befinden sich in Deinem Körper, seit Du in der Gebärmutter Deiner Mutter warst!

○○○

An den meisten Tagen des Monats kommt aus Deiner Scheide Ausfluss. Er kann weiß sein, gelb, klar oder getrübt, je nachdem wo Du Dich gerade in Deinem Zyklus befindest.

○○○

Ich werde einen typischen 28-Tage-Zyklus beschreiben – aber denke daran, Dein Zyklus könnte etwas länger sein, oder auch etwas kürzer (meiner ist derzeit nur 25 Tage lang)…deshalb ist dies nur eine allgemeine Richtlinie.

Blutungszeit/Menstruation (Tag 1-5)

o Der erste Tag Deiner Blutung wird von Ärzten als Tag 1 Deines Zyklus bezeichnet.

o Die Blutung dauert normalerweise 4-6 Tage, sie

wird in den letzten Tagen immer schwächer, bis Du wieder einen klaren Ausfluss hast.

o Dein Uterus (oder Deine Gebärmutter) ist etwa ein Drittel größer als zu der Zeit, zu der Du nicht Deine Menstruation hast, er ist mit Blut angereichert und gefüllt.

o Die Blutung passiert, weil die reichhaltige Gebärmutterschleimhaut, welche darauf gewartet hat, ein Baby auszutragen und zu ernähren, nicht gebraucht wird, weil Deine Eizelle in diesem Monat nicht befruchtet wurde.

o Das Blut fließt nach unten durch Deine Scheide ab und hat eine rote oder braune Farbe.

o Oftmals ist es anfangs eine tiefes Rot und manchmal befinden sich kleine Klümpchen (oder Stückchen) darin.

o Du verlierst nur etwa einen Eierbecher voller Blut, aber es sieht aus, wie viel viel mehr!

o Blut ist rot, weil es eisenhaltig ist – deswegen müssen wir darauf achten, unseren Eisenwert während unseres Zyklus zu steigern, indem wir eisenhaltige Lebensmittel essen oder Nahrungsergänzungsmittel zu uns nehmen. Wenn Du sehr blass bist und oftmals sehr müde oder Dir schwindlig wird, könnte es sein, dass Dein Eisenwert sehr niedrig ist.

o Eine ausgebliebene Periode heißt nicht automatisch, dass Du schwanger bist. Wenn du keinen Sex hattest, kannst Du es nicht sein! Vielleicht bist Du müde, gestresst oder warst Du vielleicht krank?

Vor dem Eisprung/Prä-Ovulation
(Tage 6 – 13)

o Prä heißt „vor", Ovulation bedeutet „Ei freisetzen". Also ist Prä-Ovulation die Zeit, bevor Deine Eizelle ausgestoßen wird.

o Ein Hormon namens Östrogen steigt in Deinem Körper an.

o Dies sorgt dafür, dass sich Dein Körper bereit macht, eine Eizelle auszubilden und auszustoßen, und bereitet auch Deine Gebärmutter und Deine Brüste darauf vor, eventuell schwanger zu werden.

o Es kann sein, dass Du klaren Ausfluss aus Deiner Scheide bemerkst.

o Du fühlst Dich wahrscheinlich sehr lebhaft und voller Energie.

Eisprung/Ovulation (um Tag 14 herum)

o Während der Eisprungzeit (um Tag 12 – 16 herum) wird normalerweise nur ein Ei von einem Eierstock (dort sind sie gespeichert) in einen Deiner Eileiter abgegeben oder ausgestoßen, die Eileiter sehen wie kleine Rinderhörner oder Äste von Bäumen aus.

o Die Eizelle hat die Größe eines Stecknadelkopfes.

o Wenn jetzt eine Samenzelle aus dem Penis eines Mannes sie erreicht, wird sie wahrscheinlich befruchtet werden und die neunmonatige Verwandlung hin zu einem Baby beginnen.

o Du wirst eine Veränderung in Bezug auf den Ausfluss aus Deiner Scheide zu dieser Zeit bemerken. Du wirst Dich wahrscheinlich sehr nass fühlen, und Deine Unterwäsche wird feucht sein. Es kann sich oft so anfühlen, als ob Du gerade Deine Periode bekommen hast, weil Du so feucht bist. Vielleicht entscheidest Du Dich, eine Slipeinlage zu tragen, um Deine Unterwäsche zu schützen.

o Der Eisprungs-Ausfluss ist klar und dehnbar wie Eiweiß. Wenn Du ihn zwischen Deine Finger tust, wird er sich 5 bis 10 cm lang ziehen lassen! Das macht es für die Spermien einfacher, darin zu schwimmen und die Eizelle zu befruchten.

o Du wirst Dich wahrscheinlich begehrenswerter fühlen und aufregende Träume und Gedanken haben. Das ist total normal und natürlich.

o Du musst jetzt besonders gut aufpassen im Hinblick auf eine Schwangerschaft, wenn Du Sex hast. Aber es ist sehr, sehr wichtig, dass Du nichts überstürzt in Bezug auf Geschlechtsverkehr. Nur weil Dein Körper jetzt in der Lage ist, Kinder zu bekommen, heißt das noch nicht, dass er es sollte! Erwachsen werden ist eine Zeit großer Veränderungen, und es ist sehr wichtig, dass Du Dich zuerst ganz wohl in Deinem eigenen Körper fühlst, bevor Du ihn mit anderen teilst. Die Hormone und Deine Freundinnen könnten Dich dazu drängen, Dir einen Freund zu suchen, aber es gibt gar keine Eile.

Prä-Menstruell/Vor der Menstruation

o Die prä-menstruelle Phase kann bis zu einer Woche dauern, bevor die Blutung beginnt.

o Die hormonelle Veränderung kann zu den Anzeichen des Prä-Menstruellen-Syndroms (kurz PMS – mehr dazu später), wie Wut, Launenhaftigkeit, Aufgebläht-Sein/Völlegefühl und Schmerzempfindlichkeit führen. Diese Anzeichen werden stärker wenn Du älter wirst, besonders nachdem Du Kinder bekommen hast.

o Der Ausfluss aus Deiner Scheide wird dickflüssiger, oftmals getrübtes weiß oder gelb, eher zähflüssig oder klumpig.

o Die meisten Frauen haben entweder kurz vor oder gegen Ende der Menstruation ein weiteres Zeitfenster wo sie mehr Lust auf Sex haben. Das ist völlig normal.

o Du benötigst viel mehr Tiefschlaf-/Traumschlafphasen von Tag 25 Deines Zyklus an und während der ersten drei Tage Deiner Blutung.

o Es könnte sein, dass Du einprägsame Träume während dieser Zeit hast, die Dir wichtige Impulse oder Botschaften mitteilen. Sie können sehr kraftvoll oder aber auch beängstigend sein. In vielen Fällen übermitteln sie Dir wichtige Botschaften.

Viele Frauen haben regelmäßige Zyklen von ungefähr 28 Tagen, während andere Frauen Zyklen von unterschiedlicher Länge haben (14 bis 40 Tage), und Perioden mit variierender Länge (3-7 Tage). Wenn Du als Teenager beginnst Deine Periode zu haben und dann wenn sie in Deinen Spätvierzigern oder Anfang der Fünfziger Jahre aufhört, wird sie dann jeweils mit großer Wahrscheinlichkeit sehr unregelmäßig sein, weil sich ihr Rhythmus neu einstellen muss.

Das Wichtigste für Dich ist, dass Du weißt, was für Dich „normal" ist. Manche Frauen haben durch ihr ganzes Leben hindurch naturgemäß kürzere oder längere Zyklen, allerdings wenn:

o Deine Periode sehr unregelmäßig ist

o Du sehr viele Zwischenblutungen oder Schmierblutungen hast, (immer mal ein klein wenig Blut durch den Monat hindurch)

o Deine Periode sehr schwach ist (blassrosa und wässrig)

o oder sie sehr stark ist

o sie viele Blut-Stückchen enthält

o Deine PMS Symptome sehr heftig sind

dann stelle bitte sicher, dass Du zu Deinem Arzt gehst. Unregelmäßige Zyklen über einen längeren Zeitraum sind oftmals ein Zeichen dafür, dass es ein anderes Gesundheitsproblem gibt, das angeschaut werden müsste.

Du solltest Dir darüber bewusst sein, dass es viele Ärzte gibt, die Dir vorschlagen werden, die Antibabypille einzunehmen, um alle möglichen Arten von periodenbezogenen Problemen zu behandeln, einschließlich von:

o   Periodenschmerzen

o   starken Blutungen

o   Akne

o   unregelmäßigen Perioden.

In Wahrheit bist Du viel zu jung, um überhaupt über die Pille nachzudenken, aber viele Ärzte benutzen sie als Behandlungsweise erster Wahl für alle Arten von Periodenproblemen.

Deswegen erwähne ich das hier.

Die Pille ist ein Gemisch von künstlichen Hormonen, welche Deinen Menstruationszyklus beeinflussen, indem sie Deinem Körper vortäuschen, schwanger zu sein. Sie wird auch als Verhütungsmittel benutzt (um zu verhindern, dass Frauen schwanger werden).

Wenn Frauen die Verhütungspille nehmen ist die Blutung, die sie jeden Monat bekommen, keine echte Periode, sondern einfach eine „Entzugsblutung". Das bedeutet, dass die ganze Zeit, während Du die Pille nimmst, Dein Körper nicht Deinem natürlichen Menstruationszyklus folgt, welcher, wie wir gesehen haben, aber wichtig für Deine Gesundheit ist.

Meine Mondzeit als Teenager war schwierig. Nicht nur, dass ich die Stimmungsschwankungen eines Teenager-Mädchens hatte und PMS, aber meine Periodenschmerzen waren so heftig, dass ich während der ersten paar Tage meiner Menstruation hin und wieder ohnmächtig wurde.

Ich wand mich vor Qual, oft mit einer Wärmeflasche zur Bettruhe gezwungen und so vielen Schmerzmitteln, wie es mir erlaubt war, zu nehmen.

Ich war sehr ehrgeizig, mit voll ausgelasteten Tagen in der Schule.

Die Haltung zur Periode war, dass man nicht schwimmen durfte, aber das war's schon – mach einfach weiter ohne drüber nachzudenken, sie sollte keinen Einfluss auf Dich haben. Und so versuchte ich das jahrelang.

Der Arzt verschrieb mir erstmal das starke Schmerzmittel Ponstan, welches kaum etwas brachte. Er sagte mir, dass die Periodenschmerzen besser werden würden, nachdem ich Kinder bekommen hätte, was, wie wir beide zustimmten, noch lange in der Zukunft lag. Dann verschrieb er mir die Antibabypille. Ich war 16 und stolz, die Pille zu nehmen.

Wenn ich jetzt zurückschaue, macht mich das wütend, dass es keine andere Möglichkeit gab, mir zu helfen, damit umzugehen.

Ich fühlte mich traurig, deprimiert, so als würde ich unter der Oberfläche des Lebens schweben. Ich fühlte mich nicht wie ich selbst, solange ich die Pille nahm, aber weil ich keine definitiven Symptome benennen konnte oder erklären konnte, was das wirklich bedeutete, nahm mich niemand wirklich ernst. Niemand sagte mir, dass es etwas damit zu tun hatte, dass ich von meinem eigenen Rhythmus abgeschnitten war. Niemand sagte mir, dass man sich eben so fühlt... wenn man die Pille nimmt.

Denke bitte lange und gründlich darüber nach, bevor Du Dir die Pille verschreiben lässt, sie mag praktisch erscheinen und vielleicht sogar cool, aber sie hat eine Menge kurz- und langfristiger Effekte auf Deinen

Körper, derer Du Dir bewusst sein musst.

In bestimmten Fällen ist sie ein sehr nützliches Medikament, aber sie wird von überarbeiteten Ärzten, die sonst wenig anzubieten haben, viel zu oft verschrieben.

Die Nebenwirkungen werden den meisten jungen Frauen nicht ausreichend erklärt und sie umfassen:

o Mineralienverlust in Deinen Knochen, was später zu spröden Knochen führen kann

o unausgewogene Emotionen und Geschlechtstrieb

o Depression

o Gewichtszunahme

o später, wenn Du älter bist, mögliche Fruchtbarkeitsprobleme

o doppelt so großes Risiko, an Brust- und Eierstockkrebs zu erkranken, wenn Du sie unter 20 nimmst

o mögliche Blutgerinnsel in den Beinen

Für ein umfassenderes Verständnis der Effekte der Pille, wenn sie Dir jemals empfohlen wird, lies bitte „The Pill: Are you sure it's for you?" von Jane Bennett und Alexandra Pope. (*Auf deutsch vergleichbares Buch „ByeBye Pille" von Isabel Morelli – Anm. d. Übersetz.*)

Ich empfehle Dir auf jeden Fall, erstmal einige der natürlichen Heilmittel auszuprobieren, die ich später noch an Dich weitergeben werde, weil sie nicht diese schlimmen Nebenwirkungen haben.

Den Ersten Mond Feiern

Es ist sehr wahrscheinlich, dass Du Deine erste Periode nie vergisst, und selbst wenn Du eine alte Dame bist, wirst Du Dich erinnern wo Du warst und wem Du es zuerst gesagt hast.

Dies ist meine Geschichte…

Als ich das erste Mal von der Periode erfuhr, war ich in der Schule. Kurz bevor die Grundschule endete, wurde jedes Mädchen mit einem kleinen Heftchen im Hosentaschenformat mit dem Titel „Personally Yours" (*deutsch in etwa: „Nur für Dich allein"- Anm. d. Übers.*) ausgestattet.

Ich erinnere mich noch immer an das Titelblatt, ein undeutliches Bild eines nach hinten gelehnten Mädchens mit einer blonden Bobfrisur, rosa Pullover und Jeans. Unsere Neugierde war geweckt. Wir nahmen die Heftchen in der Mittagspause mit raus und drei von uns Freundinnen lagen auf dem Rücken, die Beine nebeneinander aufgestellt auf dem Sportplatz, und verschlangen diese neue Information. Wir waren fasziniert.

Für mich dauerte es noch drei Jahre bis ich es selbst erlebte. Ich erinnere mich daran, dass ich in der Flötenstunde war. Ich fühlte mich durcheinander, tollpatschig, frustriert, und sehr verletzlich. Ich weinte und weinte. Mein armer Lehrer war so freundlich und verständnisvoll wie er nur sein konnte, ich hatte offensichtlich nur einen „schlechten Tag". Ich ging nach dem Unterricht zur Toilette. Und dort war zu meinem Erstaunen eine ganze Menge rotes Blut am Toilettenpapier. Ich fühlte mich ziemlich aufgeregt – und wußte, dass das eine große Sache für mich war, für mein Leben. Eine Veränderung, ein Wandel war passiert. Die Schule war für den Tag zu Ende. Aber ich war auf einem Internat, deshalb sah ich niemanden von meiner Familie bis zum Wochenende. Es fühlte sich bedeutsam an. Ich musste jemandem mitteilen, dass ich mich verändert hatte. Ich schnappte mir meine beste Freundin und wir gingen nach draußen. Wir gingen im Garten spazieren und ich erzählte es ihr. Es fühlte sich sehr richtig an, mich draußen in der Natur einer weiblichen Person mitzuteilen.

Aber, auf einem Internat zu sein hatte auch seine Nachteile. Ich empfand ein tiefes Schamgefühl. Ich wollte nicht, dass irgendjemand anderes wußte, dass ich meine Periode hatte. Deswegen gewöhnte ich mir an, sehr laut zu husten, wenn ich die knittrige Bindenverpackung öffnete, oder ich wartete bis jemand die Spülung betätigte!

Ich verbrachte Ewigkeiten damit, an Stellen, wo das Blut durchgesickert war, zu schrubben, so dass die Nonnen, die unsere Kleidung wuschen, nicht mein Blut sehen würden.

Nur vertrauenswürdige Freundinnen wussten, wenn ich „dran" war.

Wir passten aufeinander auf und hielten uns gegenseitig die Rücken frei – wortwörtlich!

Im Sommersemester trugen wir weiß und blau gestreifte Röcke, bei denen Flecken einfach zu sehen waren. Es war eine schwesternähnliche Verbindung untereinander.

Wir hatten ein spezielles Codewort, „P", was dann, aus mir unbekannten Gründen, „Herr P" wurde. Dann, weil mein Vater Herr P war, nannten wir unsere Periode „Stephen", nach meinem Vater!

Es erscheint mir heute sehr eigenartig, dass unsere Perioden den Namen eines Mannes trugen, auch wenn uns das zu dieser Zeit gar nicht richtig bewusst war!

Meine Mutter weinte, als ich es ihr sagte. Und ich sagte es auch meiner Stiefmutter. Sie waren beide herzlich und so gut mit allen praktischen Fragen, die ich hatte, es gab keine Peinlichkeiten. Ich nahm meiner Stiefmutter den Schwur der Geheimhaltung ab – sie gehörte immerhin zur Schwesternschaft. Aber irgendwann ist mein Vater dahinter gekommen, dass ich meine Periode bekommen habe und war verletzt, dass ich es ihm nicht gesagt habe. Ich bekam einen fünfseitigen Brief von ihm, in dem er dies zum Ausdruck brachte.

Was geht dich mein Blut an? Fragte ich mich.

Ich fühlte mich verwundbar dadurch, dass meine Privatsphäre, meine Geheimhaltung gebrochen worden war, und auch noch durch einen Mann.

Und so dauert es bis heute fort. Meine vertraute Schwesternschaft weiß, wo ich mich in meinem Zyklus befinde. Es fühlt sich wie ein heiliges Geheimnis an, welches sie verstehen, weil sie Teil davon sind!

In alten Kulturen wurden Mädchen, die zur Frau werden, von ihrem ganzen Stamm gefeiert, ein wenig so wie die Rote Zelt Feier, von der Du zu Beginn dieses Buches gelesen hast. Ich bedauere es sagen zu müssen, dass diese immer noch nicht üblich in unserer eigenen Kultur sind, was ich traurig finde. Denn DU verdienst es, gefeiert zu werden.

Vielleicht möchtest Du mit Deinen Freundinnen darüber sprechen, selbst so eine Feier zu gestalten. Oder bitte eine besondere Frau in Deinem Leben darum, eine Feier zu organisieren, um Deine Menarche oder erste Blutung feierlich zu begehen.

Du kannst Dich dazu entscheiden, sie am Tag Deiner ersten Blutung zu haben, im Monat Deines ersten Zyklus oder in einem Jahr oder so, wenn Du Dich eher bereit dazu fühlst...

Selbst wenn Du Deine Periode schon seit ein paar Jahren hast, bedeutet das nicht, dass Du die Menarche-Feier auslassen musst.

Ich kenne Frauen, die ihren Eintritt ins Frau-Sein gefeiert haben, als sie in ihren Dreißigern waren, weil das die erste Möglichkeit war, die sich ihnen geboten hat!

Wann Du es tust oder wie Du es tust ist nicht so wichtig wie es zu tun – irgendwas zu tun – was auch immer sich für Dich richtig und angenehm anfühlt, um den Übergang vom Mädchen zur Frau zu kennzeichnen.

Vielleicht möchtest Du keine große Veranstaltung haben, sondern würdest es bevorzugen etwas Besonderes ganz allein zu machen oder mit einer guten Freundin. Wenn dem so ist, gefallen Dir vielleicht diese Ideen!

o   schreib ein Gedicht oder male etwas

o   lass' Dir Ohrlöcher stechen

o   oder einen neuen Haarschnitt machen

o   backe einen Kuchen

o   kaufe Dir ein Schmuckstück – vielleicht einen Ring oder ein Armband, um Dich an den Anlass zu erinnern

o   pflücke Dir selbst einen schönen Strauß Blumen

o   kaufe Dir ein besonderes Mond-Tagebuch oder einen Mond-Kalender

o   bereite ein besonderes Festessen

o   lass' Dich von einem besonderen Mädchen oder einer besonderen Frau umstylen

Eine Zeremonie-Feier zusammenstellen

Wir sind daran gewöhnt, in unserer Kultur bestimmte Feierlichkeiten festlich zu begehen... Geburtstage, Weihnachten, Hochzeiten und Beerdigungen. Aber es gibt viele viele wichtige Lebensabschnitte, die vollständig ohne besondere Kennzeichnung vorübergehen. Teil von unserem Wieder-Verweben der Frauenkultur ist es, diese Übergangsriten wieder für uns als wichtig zu beanspruchen und Wege zu finden, um diese auf für uns bedeutsame Weise zu begehen.

Du musst nicht religiös sein, oder spirituell, um eine Zeremonie-Feier zu erschaffen und zu genießen.

Denk' an eine Geburtstags-Party – dies ist eines der üblichsten Rituale in unserer Kultur – wir schicken Einladungen raus, decken den Tisch schön, backen einen Kuchen, zünden Kerzen an, pusten sie aus, unsere Freunde singen uns ein Lied, überreichen uns Geschenke und Karten, die uns viel bedeuten, wünschen uns für das bevorstehende Jahr alles Gute, vielleicht halten sie eine Rede und essen dann mit uns. Eine Geburtstagsparty beinhaltet alle Elemente der Zeremonie-Feiern die ich in diesem Buch erwähne.

Selbst wenn Zeremonie-Feiern etwas Neues für Dich sind, oder diese Idee Dir etwas unbehaglich erscheint, stehen die Chancen gut, dass Du bereits viele große und kleine in Deinem Leben gefeiert hast. Und während es einfacher ist, den altbekannten traditionellen Ritualen von Geburtstagsfeiern zu folgen, weil wir (und unsere Gäste) wissen was von uns erwartet wird, ist es auch aufregend, neue Feiern zu erschaffen, wie zum Beispiel, um unsere Menarche oder erste Blutung zu begehen – weil wir sie ganz nach unseren eigenen Vorstellungen erschaffen – ohne Erwartungen.

Wenn Dir der Gedanke an eine größere Feier gefällt, findest Du hier eine Schritt-für-Schritt-Anleitung, um Deine eigene Menarche-Feier zu gestalten…

o Lade einen Kreis von Frauen ein, um mit Dir zu feiern – Deine Mutter, Schwestern, Freundinnen… Du bestimmst das Datum, die Zeit und den Ort!

o   Dekoriere den Raum richtig schön – rote und weiße Blumen, Kerzen, inspirierende Bilder, drapierte Tücher, Weihrauch – sorge dafür, dass es sich besonders und heilig anfühlt.

o   Vielleicht kleidest Du Dich in rot oder weiß, um die Blutung und die Fruchtbarkeit zu feiern.

o   Mache ein spezielles Willkommens-Ritual – vielleicht unter Zweigen hindurchgehen, oder über gestreute Rosenblätter. Lass' Dir die Hände und Füße mit Rosenwasser waschen und Deine Haare kämmen.

o   Vielleicht kannst Du jemanden darum bitten, Deine Mondmutter, oder Patin, wenn Du nicht schon eine hast, zu sein – welche ältere Frau hättest Du gerne als Beraterin/Mentorin während Du heranwächst?

o   Lies ein Gedicht, ein Gebet, eine Segnungs-Geschichte, ein Märchen oder einen Abschnitt aus einem bestärkenden Frauenbuch (schau in die Quellenangabe hinten im Buch für eine Liste mit großartigen Büchern).

o   Bitte Deine Gäste, die Geschichten ihrer ersten Blutung zu erzählen, wie es sich angefühlt hat, was es für sie bedeutet hat, wie es aufgenommen wurde.

o   Lass' Dir Deine Hände oder Deinen Bauch mit Henna bemalen, oder Deine Fingernägel lackieren.

o   Nehmt euch an den Händen und singt oder steht einfach ganz ruhig nebeneinander.

o   Macht eine Kette oder ein Armband zusammen,

dass Du dann tragen kannst, um Dich an diesen Tag zu erinnern.

o   Bitte jeden darum, Dir besondere Geschenke mitzubringen.

o   Halte ein Buch bereit, in das Deine Gäste ein paar besondere Worte für Dich schreiben können.

o   Backe einen Vollmondkuchen, wie in der Geschichte am Anfang dieses Buches.

o   Zünde eine Segenskerze an.

o   Esst alle hinterher zusammen – Du könntest sogar nur rote Speisen wählen!

Das Geschenk des Aufzeichnens

Deine ersten Zyklen werden sich wahrscheinlich in ihrer Länge sehr unterscheiden. Es kann sein, dass zwischen Deiner ersten und zweiten Periode 40 Tage liegen werden, auf die ein paar kürzere Zyklen folgen, während Dein Körper sich noch entwickelt.

Aber wenn Du einmal anfängst, regelmäßige Perioden zu haben, ist es wirklich hilfreich zu wissen, wo Du Dich gerade in Deinem Zyklus befindest.

Dann wirst Du wissen, wann Du Deine Periode zu erwarten hast, (und ganz wichtig, wann Du Damenbinden in Deiner Tasche haben und dunkle Unterwäsche tragen musst!), wann Du Dich sehr emotional fühlen könntest und mehr Ruhe brauchst, und später, wann Du sehr vorsichtig sein musst, um nicht aus Versehen ein Kind zu zeugen!

Deinen Zyklus überwachen

Der einfachste Weg, Deinen Zyklus zu überwachen ist in einem Kalender. Denke Dir ein spezielles Symbol oder einen Code aus – vielleicht einen Stern oder einen roten Punkt oder eine Spirale, und notiere es an dem Datum, an dem Deine Blutung beginnt. Dann benutze ein anderes Symbol für den letzten Tag Deiner Blutung.

Du kannst 28 Tage weiter zählen (oder solange wie Dein Zyklus normalerweise dauert) und wieder ein anderes Symbol notieren, vielleicht ein Fragezeichen an dem Tag, an dem Deine Periode fällig ist.

Wir Frauen nehmen uns selten die Zeit, um die Veränderungen in unseren Körpern zu notieren oder über sie nachzudenken. Aber sie haben uns so viel zu lehren. Warum schreibst Du nicht einfach ein paar Notizen jeden Tag für einen Monat lang in Dein Tagebuch um zu sehen, wie Dich Dein Zyklus täglich beeinflusst? Du kannst dann zurückkehren und jeden Tag während Deines nächsten Zyklus nachlesen, um zu sehen wie ähnlich Deine inneren Erlebnisse jeden Monat sind.

Lass' mich mit Dir die Hochs und Tiefs eines echten Zyklus teilen, so dass Du die Stimmungsveränderungen und die sich verändernde Energie durch den Menstruationszyklus hindurch nachvollziehen kannst. Wenn Deine Periode schon begonnen hat, wirst Du vielleicht Dich selbst und Deine eigenen Rhythmen erkennen, die Dir vorher gar nicht bewusst waren.

Oder vielleicht hast Du diese Veränderungen bei Deiner Mutter bemerkt, aber nicht erkannt, dass sie Teil eines regelmäßigen Zyklus sind.

(Bedenke, dass wenn wir von Zyklen sprechen, der erste Tag dem ersten Tag der Blutung entspricht.)

Tag Eins

Ich fühle mich dick und schwer, mein Bauch fühlt sich riesig an und meine Brüste tun ein bisschen weh. Ich fühle mich wie in einer Traumblase, mein Gehirn arbeitet langsam.

In den vergangenen paar Tagen war mir bewusst, dass meine Mondzeit naht. Ich wußte es vom Himmel: der Mond ist weg und die Nächte sind sehr dunkel. Ich weiß es, weil ich alleine mit meinen Gedanken sein wollte, um in mein Tagebuch zu schreiben und mit niemanden sprechen wollte.

Früher hätte ich diese Signale ignoriert bis ich meine Geduld verloren hätte und meine Familie angeschrien hätte. Jetzt weiß ich, dass ich einfach sagen kann, dass ich eine Weile für mich sein muss. Ich gehe früh ins Bett und nehme eine Wärmeflasche mit.

Tag Zwei

Ich bin müde und langsam. Ich lasse es langsam angehen und ruhe mich soviel aus, wie ich kann. Meine Blutung ist stark.

Tage Drei und Vier

Ich bin weniger müde, meine Blutung wird leichter, mir ist immer noch nach Ruhe.

Tag Fünf

Wenn meine Blutung vorbei ist, habe ich das Bedürfnis, mich zu reinigen und zu säubern.

Ich nehme an diesem Tag immer ein Bad, um den Geruch und das Gefühl der Menstruation wegzuwaschen. Dies ist eine gute Zeit, um abgestorbene Hautzellen abzuschrubben und auch alte Emotionen, um den neuen Zyklus frisch und sauber zu beginnen.

Ich bade nicht gerne während meiner Periode, deswegen fühlt es sich immer wie etwas ganz besonders Verwöhnendes an, danach ein Bad zu nehmen. Ich lehne mich zurück mit einer Rosenkerze, einem Schaumbad und aufsteigendem Dampf.

Tage Sechs bis Acht

Meine Libido wird stärker. Ich fühle mich geschäftig und lebendig. Ich habe Lust auf Nähe und Zuneigung, wo ich mich noch vor drei Tagen nach nichts anderem als allein zu sein und nicht berührt zu werden gesehnt habe.

Tage Neun bis Zwölf

Meine Energie ist am Höhepunkt. Dies ist die fruchtbare Zeit, in der alle meine Kinder empfangen wurden. Es ist eine Zeit für Kreativität – mit Körper und Seele. Ich habe so viele Projekte, die ich sofort beginnen möchte!

Tage Dreizehn und Vierzehn

Es ist Vollmond und damit auch mein Eisprung – ich fühle mich zutiefst verbunden mit dem Strahlen des Mondes. Ich fühle mich aber auch etwas verkrampft zu dieser Zeit. Ich gehe hinaus und tanze im Mondlicht, und danke für alles, was ich habe.

Tag Siebzehn

Tag Siebzehn überrascht mich immer wieder – ich bin schnippisch und ungeduldig und sehr sehr müde. Es ist vermutlich der Tag, an dem mein Hormonspiegel sich verändert.

Tage Achtzehn bis Vierundzwanzig

Ich merke, dass mein Energielevel sinkt – ich bin zwischen den Welten, weder nahe dem Eisprung noch prä-menstruell. An manchen Tagen fühle ich mich gut, an anderen bin ich unleidlich.

Tage Fünfundzwanzig bis Siebenundzwanzig

Eine müdere, schwerere Energie tritt an die Oberfläche, ich fühle mich träge, und alles ist mit großem Aufwand verbunden. Ich würde mich am liebsten wie eine Katze in einen bequemen Sessel vor dem Kaminfeuer einrollen und in Ruhe gelassen werden. Ich heule mir bei einer schnulzigen TV-Sendung die Augen aus, und knurre über die Unzulänglichkeiten von allen.

Ich schnauze meine Familie ungeduldig an und breche dann wieder in Tränen aus. Ich fühle mich widerlich und hasse mich selbst und alle anderen.

Tag Achtundzwanzig

Ich wünsche mir Zuwendung und Aufmerksamkeit, und ich weiß, dass ich nicht in die Badewanne möchte. Ich habe dieses Gefühl, nicht im Wasser sein zu wollen, wenn meine Periode im Anmarsch ist. Ich brauche wärmendes Essen, eine Decke um meine Schultern, möchte mich im Sessel einrollen und sanft umsorgt werden. Und Schokolade, natürlich Schokolade! Mein absolutes **Verlangen** nach Schokolade ist am stärksten in der Woche vor meiner Periode. Es ist so stark. Und so notwendig: dunkle, wohlige Wärme, die mich beruhigt.

Das ist meine Rückzugszeit. Es ist Zeit für Wollsocken, bequeme Pullover, ein gutes Buch, bei Mädchenfilmen weinen und, habe ich schon Schokolade erwähnt?

Die Gabed der Selbstfürsorge

Zu lernen, Dich wirklich um Dich selbst zu kümmern, braucht Jahre! Es hört sich dumm an, weil es so offensichtlich scheint. Aber oftmals priorisieren wir alles andere außer uns selbst. Wir stellen unsere Freunde, Geselligkeit, Schule, Hobbies und Sport über die grundsätzlichen Dinge im Leben, die der Gesundheit dienen: Schlaf, gesunde Ernährung und andere grundsätzliche Dinge.

Sich um Dich selbst zu kümmern wird wirklich wichtig, wenn Du Deine Menstruation hast, besonders in den Tagen vor Deiner Periode und während Du blutest.

Dein Körper bewerkstelligt extra Arbeit und braucht viel Ruhe und Pflege, um dies zu unterstützen.

Hier ist eine Liste von Dingen, die Du tun kannst, um Dich um Dich selbst zu kümmern, die Frauen auf der ganzen Welt mit mir geteilt haben:

o   In den Worten meiner Großmutter: VEREINFACHE, VEREINFACHE, VEREINFACHE! Dies ist Dein Mantra für eine angenehmere Mondzeit.

o   Ernähre Dich vitalstoffreich und halte Deinen Blutzucker stabil.

o Bewege Dich nicht übermäßig – keinen Marathon laufen, wenn Deine Periode fällig ist!

o Ein kurzer, leichter Spaziergang oder Fahrradtrip draußen tut Dir sehr gut, um Dich mit Dir selbst und mit der Natur zu verbinden und Energie in Bewegung zu bringen.

o Hast Du schon Yoga entdeckt?

o Sorge dafür, dass Du bequeme Kleidung trägst – besonders wenn Du Dich aufgebläht fühlst oder Dir zu dieser Zeit eher kalt wird.

o Sorge dafür, dass Du schön aussiehst und Dich schön fühlst – trage eine besondere Kette, einen tollen Duft, ein hübsches Oberteil…

o Triff keine großen Entscheidungen!

o Nimm Dir jeden Tag Zeit für Dich.

o Versuche, eher ins Bett zu gehen. Dein Bedürfnis nach Tiefschlaf steigt in der Prämenstruellen Phase und zuwenig davon begünstigt PMS.

o Tu was Du kannst, um Dich gut und geliebt zu fühlen. Versuche mal, wiederholt positive Affirmationen zu sagen: Ich liebe und akzeptiere meinen Körper genauso wie er ist. Ich liebe mich und bejahe mich.

o Schrei in ein Kissen.

o Nimm zehn bewusste Atemzüge.

o Gönne Dir eine besondere Auszeit mit einer Freundin.

o Lass' Dich gehen, lass' Deine Tränen fließen und bring Deine Emotionen zum Ausdruck.

- Schreibe in Dein Tagebuch.

- Besorge Dir einen Boxsack und schlag auf ihn ein!

- Versuche nicht, Deine Welt zu verändern oder die Menschen um Dich herum, nur weil Du wütend und frustriert bist.

- Bade Dich in der positiven Energie von anderen, wenn Du Dich düster fühlst – aufhellende Bücher, Filme, Blogs…

- Höre Musik an, die Deine Stimmung hebt.

- Erlaube Dir, von Deiner Familie verwöhnt zu werden: eine Ganzkörpermassage, eine Nackenmassage, eine Umarmung…

- Kuschle Dich ein mit einer Wärmeflasche oder einem Hot Pack.

- Koche Dir eine Kanne Kräutertee.

- Geh in ein Reformhaus und besorge Dir ein paar Nahrungsergänzungsmittel.

- Iß Schokolade!

- Hast Du schon Akupunktur, Cranio-Sakrale-Therapie, Reiki, Reflexzonenmassage, oder Chiropraktische Behandlungen ausprobiert?

- Fange ein Traum-Tagebuch an.

- Sei sanft und liebevoll mit Dir selbst. Immer.

Die Gabe des Ruhens

Wie Du nun inzwischen gelernt hast, ist es wirklich wichtig, vor und während Deiner Periode zu ruhen. Dein Körper wird Dich wissen lassen, dass er ruhen muss, weil Du Dich müder als sonst fühlen wirst. Also höre auf ihn. Ignoriere ihn nicht!

Unsere Kultur hat keine wirklichen Ruhetage, also keinen Sabbath, wie noch von unseren Vorfahren gehandhabt. Wir haben auch keine Erlaubnis der Außenwelt, es „ruhig anzugehen" während unserer Mondzeit, so wie es die Indianer und die antiken Canaanite-Frauen in ihren Mond-Hütten und Roten Zelten taten. Oft ist es so, dass wenn wir zur Ruhe kommen alle möglichen unangenehmen Gefühle hochkommen (und Kommentare kommen). Wir könnten uns so fühlen:

o faul

o als ob wir etwas tun sollten

o dass wir Zeit verschwenden

o schuldig

o gelangweilt

Deine Mondzeit ist die Zeit, in der Du Dich am

müdesten und langsamsten fühlst. Dein Körper braucht Ruhe und Dein Verstand Stille. Einen Rückzugsort für Dich zu schaffen, erlaubt Dir, den natürlichen Energiezyklus Deines Körpers zu ehren. Zu dieser Zeit ist Deine Intuition am stärksten. Intuition ist eine Art von Wissen, die wir nicht erklären können. Manche Menschen sagen Bauchgefühl oder Instinkt dazu. Die Intuition ist normalerweise nicht logisch. Sie ist ein wichtiger Teil Deiner eigenen Weisheit und tendiert dazu, während Deiner Mondzeit stärker zu werden.

Viele Frauen benennen diese Ruhezeit, die sie während ihrer Mondzeit benötigen als „sich in ihre Höhle zurückziehen" - also dunkel, ruhig und für sich zu sein.

Auf einer praktischen Ebene bedeutet dies, die richtige Zeit des Tages zu wählen und einen Ort, an dem Du die Tür zumachen kannst, oder einen Ort den Du mit anderen Mädchen und Frauen, die ebenfalls ihre Mondzeit feiern, teilen kannst.

Hier sind ein paar Möglichkeiten, wie Du Deinen ganz eigenen persönlichen Rückzugsort für Deine Mondzeit erschaffen kannst…

o **Schließe die Tür, zieh die Vorhänge zu**, mach den Computer und das Telefon aus.

o Mach Deinen Ort gebärmutter-ähnlich, sicher und geborgen.

o Nimm sanftes Licht. Dies hilft Dir, in einen entspannteren, friedlichen Geisteszustand überzugehen und sorgt dafür, dass Du Dich so fühlst, als ob Du Dich wirklich ausgeruht hast, auch wenn Du nicht schläfst.

o   Vielleicht möchtest Du ätherische Öle benutzen, um Dich zu entspannen.

o   Mach Dir eine **Wärmeflasche** und lege sie Dir auf den Bauch, wenn er Dir weh tut. Du kannst auch eine heiße Auflage oder ein Hot Pack stattdessen verwenden.

o   **Hol Dir ein großes Glas Wasser oder einen Kräutertee.**

o   **Atme tief in Deinen Bauchraum.**

o   Wenn es Dir hilft, mache eine **geführte Meditation** (vielleicht die Happy Womb Visualisierung auf www.thehappywomb.com – *auf deutsch vergleichbar: zum Beispiel die Gebärmutterbaum-Meditation von Miranda Gray, übersetzt und gelesen von Helia Paula Kleinhans, Du findest sie auf Youtube unter diesem Link: https://youtu.be/dfw9CJGfcWA - Anm. d. Übers.)*

Tagebuch schreiben

Ich bin mir sicher, dass Du wahrscheinlich schon ein Tagebuch oder ein Notizbuch hast, wohinein Du Deine persönlichen Gedanken und Gefühle schreibst. Ich habe damit begonnen, Tagebuch zu schreiben, als ich 11 war und habe seitdem nicht mehr damit aufgehört. In Tagebücher zu schreiben ist eine wunderbare Möglichkeit, um Gefühle rauszulassen und über Dein Leben zu reflektieren.

Traumtagebuch schreiben

Unsere Mondzeit ist oftmals eine Zeit, in der wir beeindruckende Träume haben, die uns den ganzen Tag lang beschäftigen können. Oft sind unsere Träume während unserer Blutung dunkel und beängstigend. Manchmal erhalten wir kraftvolle Botschaften oder Impulse von ihnen. Durch das Führen eines Tagebuchs dokumentieren wir die Weisheiten unserer Träume und fangen an, unsere persönliche Traumsprache zu verstehen.

Mondbriefe

Eine gute Freundin und ich schrieben Mondbriefe über den Verlauf eines Jahres. Zu jeder Mondzeit setzten wir uns hin und schrieben einen Brief von Hand – wir teilten darin miteinander unsere Träume, Visionen für den folgenden Monat, Überlegungen, Zitate aus Büchern, Gedichte, die wir geschrieben hatten. Das war unsere Art, um uns mit unseren eigenen Zyklen rückzuverbinden, unsere Weisheiten und Erkenntnisse zu teilen und zu lernen, eine Auszeit zu nehmen. So etwas Privates zu teilen, hat unsere Freundschaft wirklich vertieft.

Selbstfürsorge-System

Jetzt ist die Zeit, Dich in ein Buch zu vertiefen, das Deine Seele nährt – vielleicht etwas Spirituelles oder Bedeutungsvolles für Dich als Frau. In der Menstruationsphase bist Du besonders empfindsam, deswegen halte Dich fern von Horror oder Krimis, die Dich emotional überladen können.

Meditation

Meditation ist eine Praxis des Still-Seins, wo wir unsere Gedanken zur Ruhe kommen lassen und unseren Verstand und Körper völlig entspannen. Es gibt viele verschiedene Arten von Meditation die Du in Kursen lernen kannst, aber Meditation braucht keine förmliche Praxis zu sein. Einfach Deinen Verstand zu beruhigen während Du in Deinen Bauch hinein atmest, den Mond durch das Fenster anschaust, oder dem Pfeifen des Windes zuhörst oder sanfter Musik – all dies bringt uns in einen Zustand, in dem unser Verstand loslassen kann.

Engelskarten oder Runen

Mach Dir Deine Intuition in jeglicher Form nutzbar. Viele Frauen benutzen gerne Karten. Andere verwenden Runen oder Pendel als eine Möglichkeit, die ihnen dabei hilft, zu lernen auf ihre innere Stimme der Intuition zu hören. Die besonderen Frauen in Deinem Leben können Dir einige ihrer Praktiken beibringen.

Lesen

Jetzt ist die Zeit, Dich in ein Buch zu vertiefen, das Deine Seele nährt – vielleicht etwas Spirituelles oder Bedeutungsvolles für Dich als Frau. In der Menstruationsphase bist Du besonders empfindsam, deswegen halte Dich fern von Horror oder Krimis, die Dich emotional überladen können.

Kreatives Gekritzel/phantasievolles Malen/Collagen

Eine weitere großartige Möglichkeit, um Deine sich verändernden Stimmungen und Gefühle während Deines Zyklus zu verstehen, ist durch Deine Kreativität.

Du brauchst keine „gute Künstlerin" zu sein, um loszulegen! Deine Bilder müssen nicht „perfekt" sein, so lange sie DIR etwas bedeuten.

Was auch immer Du wählst, nimm diese Möglichkeit, um Dich selbst bis zum Rand mit Liebe, Inspiration, Sanftheit und Schönheit aufzufüllen.

Das Geschenk der Kräuter

Jahrelang waren Frauen die Heilerinnen in ihrer Gemeinschaft. Und selbst jetzt stehen die Chancen gut, dass die erste Person, zu der Du gehst, wenn Du Dich verletzt hast oder Dich unwohl fühlst, Deine Mutter ist, die meistens ein Heilmittel für Dich kennt.

Ärzte und verschreibbare Medikamente haben eine wichtige Rolle darin, unsere Körper zu heilen. Aber sie sind nicht die einzige Möglichkeit. Es gibt viele wunderbare natürliche Heilmittel, um unsere Körper während des Zyklus zu unterstützen.

Kräuter sind ein Teil der traditionellen von weisen Frauen verwendeten Herangehensweise an Gesundheit.

Verschiedene Kulturen auf der ganzen Welt nutzen die heilsamen Kräfte von Pflanzen, um den weiblichen Körper und die Seele zu unterstützen, beginnend mit chinesischen Kräutern (die oft zusammen mit Akupunktur verwendet werden), hin zu Ayurveda (zusammen mit Yoga), indianischer und traditioneller europäischer Kräuterheilkunde der weisen Frauen. Kräuter waren unsere ersten Heilmittel. Und viele verschreibungspflichtige Medikamente werden immer noch aus ihnen hergestellt!

Kräuter sind tendenziell viel sanfter als medizinische

Arzneien, und sie arbeiten mit dem Körper statt einfach die Symptome auszublenden. Sie tendieren dazu, weniger ungewünschte Nebenwirkungen zu haben. Trotzdem sind sie immer noch sehr kraftvoll und wir müssen Respekt für die Kräuter haben, genauso wie wir es für pharmazeutische Arzneimittel haben.

Stelle sicher, dass Du mit jemandem zusammenarbeitest, während Du lernst, Dich selbst um Deinen Körper zu kümmern.

Sprich mit einem Elternteil oder Betreuer, geh in ein Reformhaus und frage nach Rat, suche vielleicht einen alternativen Therapeuten auf. Lerne von ihrem Wissen und ihrer Erfahrung.

Ich erinnere Dich daran, dass ich keine ausgebildete Kräuterkundlerin bin und Deinen individuellen Körper nicht kenne – stelle deswegen bitte sicher, dass Du Dir weiteren Rat suchst.

Wesentliche Kräuter für die Mondzeit

Du kannst diese lose oder als Teebeutel in einem Reformhaus oder Bioladen kaufen. Oder Du kannst frische oder getrocknete Blätter benutzen, die Du selbst gezogen hast.

Du kannst Tinkturen oder sogar Presslinge in Wasser tun, oder Kräuter zusammen aufbrühen, um einen Tee zu machen. Benutze sie einzeln oder mische ein paar verschiedene Kräuter zusammen um Deine eigene unverkennbare Mischung zu machen!

- *Shatavari* – die Königin der Kräuter für Frauen. Sie wird im Ayurveda (traditionelle indische Medizin) genutzt, um die Menstruationsblutung zu erleichtern und generell das weibliche Hormonsystem zu unterstützen.

- *Zitronenmelisse (Melisse)* – zum Besänftigen und Entspannen. Sehr angenehm als erfrischender Tee.

- *Nachtkerze* – großartig um PMS-Symptome zu lindern, wird zehn Tage bevor die Blutung beginnt, genommen. Besonders effektiv, um schmerzempfindliche Brüste zu erleichtern.

- *Blutbeer/Gewöhnlicher* oder *Gemeiner Schneeball (Cramp Bark)* – großartig, um Krämpfe in der Gebärmutter zu lindern, daher auch der englische Name Cramp Bark (Cramp ist das englische Wort für Krampf – Anm. d. Übers.).

- *Himbeerblättertee* – stärkt den Uterus und hilft Dir, wenn Dir übel ist.

- *Mutterkraut* – bei Migräne und Kopfschmerzen (kann frisch in Salaten oder auf einem Butterbrot verzehrt werden)

- *Brennnessel* – gut für den Eisenbedarf. Oft ist es so, dass Mädchen, deren Periode beginnt, einen niedrigen Eisenwert haben oder anämisch (blutarm) sind.

- *Kamille* – zum Besänftigen, Entspannen und für einfacheres Einschlafen.

- *Hirtentäschelkraut* – um besonders starke Blutungen zu lindern.

o *Echtes Herzgespann/Herzspannkraut* – gut, um Krämpfe zu lindern. Es wurde seit Jahrhunderten von Frauen in den Wehen benutzt.

Bachblüten

Diese können als Tropfen auf der Zunge genommen oder in einem Glas Wasser getrunken werden. Sie wurden hergestellt dadurch, dass die Pflanze in Weinbrand eingelegt wurde, um ihre „Essenz" zu extrahieren. Sie sind wunderbar geeignet für das Ausbalancieren von Emotionen – Du hast vielleicht schon einmal von Rescue Tropfen gehört, welche eine Mischung von fünf Pflanzenessenzen sind und bei Schock und Panik helfen.

o Holly (Stechpalme) – wenn Du Dich gereizt und kratzbürstig fühlst!

o Oak (Eiche) – für Kraft.

o Impatiens (Indisches Springkraut) – wenn Du Dich ungeduldig fühlst.

Ätherische Öle

Diese Öle werden aus den zerkleinerten Blüten oder Blättern von Pflanzen hergestellt und können in einer Duftlampe, auf einem Taschentuch oder Deinem Kopfkissen, zur Massage, Inhalation oder im Badewasser verwendet werden. Sie sind hochkonzentriert und sollten immer mit einem Basisöl (z.B. Mandelöl) gemischt werden, um sie zu verdünnen, wenn man sie direkt auf die Haut auftragen möchte.

o   Rose – ein sehr sinnlicher, weiblicher Duft. Auch gut, um Wut zu besänftigen.

o   Geranie – süß duftend. Gut gegen Depression und Stress.

o   Wacholderbeere – gut um das Aufblähen und Anschwellen des Bauches zu reduzieren.

o   Kamille – beruhigend und gut, um Dir beim Einschlafen zu helfen.

o   Lavendel – beruhigend, gut bei Migräne und Kopfschmerzen. Hilft Dir beim Einschlafen. Gib' ein paar Tropfen auf Dein Kopfkissen.

o   Neroli – gut zum Besänftigen, bei Weinerlichkeit und Bedrücktheit.

o   Mandarine/Orange – stimmungsaufheiternd!

o   Muskatellersalbei – ein kraftvoller Duft. Macht den Verstand klar.

Das Geschenk der Nahrung

Welches Gefühl hast Du zu Nahrung? Liebst Du es zu essen, oder machst Du Dir Sorgen darüber, zuzunehmen? Nährst Du dich mit guten Dingen oder stopfst Du Dich mit Junk Food voll, und fühlst Dich erst gut, und dann ist Dir schlecht? Genießt Du regelmäßige nährstoffreiche Mahlzeiten oder isst Du solange nichts, bis Du es nicht mehr aushalten kannst und etwas essen musst, oder vielleicht ernährst Du Dich nur von Knabbereien…?

Manchmal essen wir, statt unsere Gefühle zu fühlen oder sie zum Ausdruck zu bringen. Wenn wir innerlich aufgebracht sind, kann es sein, dass wir eine Menge Junk Food essen, um zu versuchen uns besser zu fühlen. Oder wir stopfen uns mit Zucker voll, um unsere Energielevel anzukurbeln, statt uns auszuruhen. Als Frauen benötigen wir eine gesunde Beziehung zu unserer Nahrung und dem, womit wir unsere Körper auftanken. Denn unsere Nahrung erneuert unsere Körper jeden Tag und hält uns gesund.

Eine der einfachsten Methoden, um uns um uns selbst zu kümmern ist, gesund zu essen, besonders in den Tagen vor unserer Periode.

o Sorge dafür, dass Du viel Wasser trinkst, frischen Saft und Kräutertee. Meide kohlensäurehaltige Getränke und Koffein.

o Wasser oder frischer Apfelsaft mit frisch gepresstem Zitronensaft, geriebenem Knoblauch und Ingwer ist ein kraftvolles Elixier für Deinen Körper.

o Viele Frauen schwören auf grüne Smoothies um ihre Energie anzuheben, besonders während ihrer Mondzeit. Dafür fügst Du eine große Handvoll von grünen Blattgemüsen (Spinat, Grünkohl, Kopfsalat und vielleicht etwas Spirulina) zur normalen Smoothie-Grundlage von Bananen und Saft hinzu, mixt alles durch und trinkst es dann.

o Ziehe in Erwägung, Nahrungsergänzungsmittel mit B-Vitaminen zu Dir zu nehmen, besonders B6 und B12, Eisen, Zink und Magnesium, besonders zur Menstruation hin und wenn Du Veganerin oder Vegetarierin bist.

o Zink lindert Krämpfe. Man findet es in dunkelgrünen Gemüsen, Wildpflanzen, Meeresalgen und Nüssen.

o Iß viele grüne Blattgemüse, rotes Fleisch und getrocknete Früchte für Deinen Eisenhaushalt, um sicherzugehen, dass Du nicht anämisch/ blutarm wirst.

o Nahrungsmittel mit viel Protein, wie Fleisch, Milchprodukte, Sprossen/Keime, Fisch und Schokolade sind gut geeignet, um Deine Stimmung anzuheben.

- Das Koffein und der Zucker in Schokolade heben Deine Stimmung an – aber sie können Dir auch Kopfschmerzen bereiten, also Achtung!

- Konsumiere weniger Zucker, Koffein und verarbeitete Lebensmittel, wenn Du merkst, dass diese Deine PMS-Symptome verschlimmern.

- Viele Frauen merken, dass sie zusätzliche Gelüste nach einfachen Kohlenhydraten haben (Kartoffeln, Brot, Kuchen und Zucker) und nach Fleisch, wenn sie sich ihrer Mondzeit nähern.

- Manche sagen, dass das Verzehren von rotem Fleisch zu dieser Zeit die Blutung verstärken kann, vielleicht möchtest Du ausprobieren und sehen, was für Dich funktioniert.

Mit allem was Du ißt – ehre Dich selbst.

In jeder Pause, die Du Dir nimmst – ehre Dich selbst.

In allem, womit Du Deine Zeit verbringst – ehre Dich selbst.

Durch die Menschen, mit denen Du Deine Zeit verbringst – ehre Dich selbst.

Wenn Du Deinen Körper und Deine Seele mit Liebe und bewusster Achtsamkeit nährst, lernst Du, wirklich jeden und alles zu ehren, mit wem und womit Du in Berührung kommst in Deinem Leben.

Antworten auf deine Fragen

Wir alle haben sie – große Fragen und kleine. Fragen, die uns Löcher in die Seele brennen, und die wir kaum zu fragen wagen, und praktische Fragen, bei denen wir uns wahrscheinlich blöd fühlen, weil wir die Antwort nicht wissen. Durch Fragen lernen wir.

Komm näher, meine Liebe. Stell mir Deine Fragen. Sei nicht schüchtern. Flüstere sie in mein Ohr und ich werde mein Bestes geben, sie Dir zu beantworten. Frage die Frauen, die Du liebst und denen Du vertraust… sie sehnen sich danach, Dir dabei zu helfen, Deine Antworten zu finden.

Meine Periode ist schmerzhaft, was kann ich tun?

Das erste ist: ruhe Dich aus. Setze oder lege Dich hin. Dann hole Dir, wenn möglich, eine Wärmeflasche oder warme Auflage und lege diese auf Deinen Bauch. Einfache Schmerzmittel sollten ebenfalls helfen.

Wenn Du regelmäßig unter Krämpfen leidest, schau Dir die Kräuter-Abteilung in diesem Buch mit einem Erwachsenen an, um Kräutermittel zu finden, die Du nehmen kannst, um den Schmerz zu lindern.

Ich fühle mich traurig und unglücklich, ist das normal?

Es gibt Zeiten im Zyklus jeder Frau, in denen sie sich nicht gut fühlt. Alles fühlt sich falsch an. Du könntest Dich unglücklich fühlen, obwohl es scheinbar keinen Grund dafür gibt. Du könntest Dich extrem unselbstbewußt und niedergeschlagen fühlen, so als ob alles was Du tust, nicht gut ist. Vielleicht brichst Du sofort in Tränen aus und merkst, dass Deine Gefühle schnell verletzt werden. Das ist völlig normal in der vor-menstruellen Phase Deiner Periode. Erlaube Dir zu weinen – zusammen mit einer guten Freundin oder allein – das ist eine großartige Erleichterung und wird Dir helfen, Dich klarer und ruhiger zu fühlen. Es ist eine seltsame Sache, aber sich mal so richtig auszuweinen sorgt oft dafür, dass wir uns besser fühlen. Sorge dafür, dass Du es ruhig angehen lässt und Dir nicht zuviel zumutest. Entspanne mit einem Film oder einem guten Buch, sprich mit einer guten Freundin, schreibe in Dein Tagebuch oder male. Erinnere Dich daran, dass auch das vorbeigehen wird, aber im Moment fühlt es sich so an, als würde es immer so bleiben.

Wenn dieser Zustand länger als eine Woche dauert, stelle sicher, dass Du Dich jemandem mitteilst, es könnte sein, dass Du unter einer größeren Belastung stehst, vielleicht sogar an einer Depression leidest. Das Wichtigste ist, dass Du Dich den Menschen mitteilst, die Dich lieben. Du bist nicht allein.

Warum bin ich so wütend?

Wutausbrüche und Ungeduld können in der Zeit vor der Menstruation aufflammen. Vielleicht findest Du alles und jeden irritierend. Vielleicht bist Du sauer auf Dich selbst, weil Du ungeschickt warst, und vergesslich oder nicht genug Energie hast. Schreien ist gut, um sich abzureagieren, aber bitte versuche darauf zu achten, keine anderen Menschen anzuschreien, denn Worte, die man aus Wut gesagt hat, können sehr verletzend sein, und später fühlst Du Dich wahrscheinlich schlecht, weil Du jemanden angeschrien hast. Das Gleiche gilt für physische Gewalt – es kann die Spannung in Dir lösen – aber bitte tu niemandem weh. Schlage auf ein Kissen oder einen Sandsack ein, reagiere Dich bei Tennis oder Squash ab, beginne mit Kampfsport... Es ist OK sich wütend zu fühlen. Frauen ist ihre Wut oft peinlich – aber sie ist eine total normale Emotion.

Was benutze ich, um das Blut aufzufangen?

Wenn Frauen bluten benutzen sie etwas, um das Blut aufzufangen oder zu absorbieren, so dass sie auf ihrer Kleidung, dem Boden oder Sitzmöbeln keine Flecken hinterlassen. In der Vergangenheit haben Frauen oftmals Moos oder alte Stoffreste benutzt, um das Blut aufzufangen. Im Roten Zelt haben sie sich über Stroh gekniet, das dann dazu genutzt wurde, um die Felder zu düngen. Menstruationsblut hilft, Pflanzen wachsen zu lassen.

Heutzutage gibt es wegwerfbare Hygieneartikel, die die meisten Frauen in einem Laden kaufen. Es gibt heutzutage eine große Auswahl an Produkts, die Du während der Periode verwenden kannst. Hier sind einige von ihnen mit ihren Vor- und Nachteilen, die Dir dabei helfen werden, eine informierte Entscheidung zu treffen.

Jede Frau und jedes Mädchen müssen herausfinden, was für sie am Besten funktioniert in diesem Bereich ihres Lebens. Und es ist auch wichtig, im Hinterkopf zu behalten, welchen Einfluss Deine Entscheidungen auf unseren Planeten haben.

Damenbinden

Es gibt viele verschiedene Marken von Damenbinden in den Drogerien oder Supermärkten. Sie sind heutzutage sehr dünn und es gibt sie in vielen verschiedenen Größen – die für die Nacht sind sehr lang, um ein Auslaufen zu verhindern. Manche haben Flügel, die um die Außenseite Deiner Unterwäsche herumgehen und dadurch besser halten und Auslaufen verhindern – aber das bedeutet, dass, wenn Du Dich umziehst, andere diese Flügel sehen könnten.

Wegwerfbinden

Hergestellt aus dünnem, absorbierendem Material, an der Rückseite mit einem klebrigen Plastikstreifen, klebst Du sie in Deine normale Unterwäsche, wie ein Pflaster – sie sind ein bisschen wie eine kleine Windel! Spüle sie NICHT in der Toilette runter, sondern entsorge sie in einem Mülleimer.

Vorteile:

o   Sind überall erhältlich und relativ günstig.

o   Halten einfach an Deiner Unterwäsche – wie ein Pflaster.

o   Bequem.

Nachteile:

o   Sie sind zum Wegwerfen und verursachen große Müll-Entsorgungs-Probleme weltweit, Millionen von ihnen befinden sich in den Ozeanen und verursachen Gefahren für wild lebende Tiere.

o   Wenn sie parfümiert sind, können sie Irritationen verursachen.

o   Die Plastikschicht kann Reibung und Scheuern bei manchen Menschen verursachen.

Waschbare Stoffbinden

Normalerweise hergestellt aus weicher Baumwolle oder Flanell mit verschiedenen Schichten von absorbierendem Material innen. Sie haben normalerweise Flügel, die man unten mit einem Druckknopf schließt.

Vorteile

o   Sie sind wiederverwendbar und dadurch viel unweltfreundlicher.

o   Sanft und bequem.

o   Viele Frauen sagen, dass ihre Blutung weniger stark ist, wenn sie diese tragen.

o   Du kannst sie selbst nähen.

Nachteile:

o   Du musst sie waschen und trocknen.

o   Nicht so handlich im Urlaub oder auf Reisen oder wenn Du den ganzen Tag unterwegs bist, weil Du die benutzten Binden mit Dir herumtragen musst.

o   Können teuer in der Anschaffung sein, aber sie werden viele Jahre lang halten.

Tampons

Tampons bestehen aus gepresster Baumwolle mit einer Schnur an einem Ende, Du schiebst sie in Deine Scheide hinein, um dort das Blut aufzusaugen.

Vorteile:

o   Billig und einfach erhältlich.

o   Gut wenn man enge Kleidung trägt, Sport macht, schwimmt oder für Gymnastik.

o   Deine Vulva bleibt sauber – lassen Deine Periode unsichtbar und geruchlos erscheinen.

Nachteile:

o   Du solltest sie in den ersten sechs Monaten, in denen Du Deine Periode hast oder wenn Deine Blutung schwächer ist, nicht benutzen.

o   Es braucht Zeit, sich daran zu gewöhnen, sie einzuführen und es kann unbequem sein, wenn Du sie falsch eingeführt hast, und manchmal auch, wenn Du eine Jungfrau bist.

o   Müssen regelmäßig gewechselt werden.

o   Gefährlich für die Umwelt – Millionen von benutzten Tampons verschmutzen unsere Wasserstraßen.

o   Können das Toxische Schock Syndrom verursachen, eine seltene, aber sehr gefährliche Krankheit, die tödlich sein kann.

Moon Cups/Menstruationskappen

Wie ein Tampon, aber aus Silikon hergestellt, fängt der Moon Cup das Blut in der Scheide auf. Du leerst den Cup einfach in die Toilette und führst ihn dann wieder ein.

Vorteile:

o   Man kann sie einfach und schnell im Waschbecken auswaschen.

o   Sauber und einfach zu benutzen.

Nachteile:

o   Es braucht Zeit, sich an das Einführen zu gewöhnen. Kann in den ersten Jahren Deiner Menstruation etwas schwieriger sein.

o   Kosten etwa 20 Pfund (20 – 25 Euro) – aber Du brauchst nur eine!

o   Nicht so einfach in öffentlichen Toiletten zu benutzen, wo die Waschbecken öffentlich sind und nicht in der Kabine.

Schwämme

Schwämme platziert man auch in der Scheide als eine natürliche Alternative zu Tampons.

Vorteile:

o   Natürlich und sicherer als Tampons.

o   Billiger als Moon Cups.

o   Einfacher einzuführen als Moon Cups.

Nachteile:

o   Können schwieriger in öffentlichen Toiletten zu benutzen sein.

o   Müssen alle paar Monate ausgetauscht werden.

Es hilft auch folgendes zu haben:

o   Dunkle Unterwäsche.

o   Dunkle oder rote Handtücher.

o   Dunklere Kleidung, so dass Du Dir keine Gedanken über Flecken machen mußt.

Wie gehe ich mit meinem Blut um?

Erst wischst Du Dich so lange ab, bis fast kein Blut mehr am Toilettenpapier ist.

Dann wickelst Du die Binde/Einlage aus (wenn sie sich in einer Hülle befindet), so dass Du die klebrige Rückseite siehst.

Klebe die Binde auf Deine Unterwäsche und stelle

sicher, dass sie sich in der Mitte des Zwickels befindet.

Wenn sie Flügel hat, nimm die Schutzfolie ab und falte sie unter Deiner Unterwäsche zusammen.

Du wirst wahrscheinlich Deine Binde jedes Mal, wenn Du auf die Toilette gehst, wechseln müssen, während Deine Blutung heftig ist. Spüle die benutzte Binde nicht die Toilette runter. Wickle sie in die Hülle der neuen Binde ein und entsorge sie in dem Mülleimer neben der Toilette. Oder transportiere sie in Deiner Hosentasche oder Rucksack zu einem geeigneten Mülleimer.

Habe immer eine extra Binde in Deiner Tasche.

Wenn Du mal keine zur Hand hast, kannst Du eine andere Frau oder Freundin fragen, und öffentliche Toiletten haben oftmals Binden zum Kaufen.

Oder wenn Du mal gar nichts zur Hand hast, rolle einfach ein großes Bündel Toilettenpapier zusammen und stecke es in Deinen Slip. Besorge Dir dann so schnell Du kannst eine Binde!

Was mache ich nachts?

Du kannst eine größere Nachtbinde verwenden, wenn Du schlafen gehst. Es gibt ein paar gute Gründe dafür. Erstmal wirst Du sie nicht so oft austauschen und zweitens sind diese Binden länger, so dass nichts auslaufen kann.

Du kannst auf einem dunklen Handtuch schlafen, wenn Du sehr heftig blutest.

Wenn Blut auf Deine Kleidung oder Dein Bettlaken

kommt, ist es am Besten, dieses so schnell wie möglich einzuweichen, so dass keine Flecken bleiben. Es gibt eine Menge Fleckentferner zu kaufen, die Du benutzen kannst, aber oft reicht es, einfach mit Seife und Wasser im Waschbecken auszubürsten, bevor Du die Sachen in die Wäsche gibst. Blutflecken wurden traditionell in Milch eingeweicht, um sie zu entfernen.

Es fühlt sich gut an, Dich jeden Tag zu waschen. Das hält Deine Vulva sauber, beugt Geruch vor und hilft Dir, Dich frisch und angenehm zu fühlen. Du kannst das am Waschbecken im Stehen tun, in einem Bidet oder unter der Dusche. Es ist hilfreich, ein dunkleres Handtuch zum Abtrocknen zu benutzen, so dass Du Dir keine Gedanken über Flecken auf dem Handtuch machen musst. Das gleiche gilt für Unterwäsche – dunkle Slips während der Mondzeit zu tragen ist einfacher.

Welche Farbe sollte das Menstruationsblut haben?

Die Blutung startet mit einem tiefen Rot, verändert sich zu einem Braun oder Rosa gegen Ende der Blutung. Es können kleine Klümpchen oder kleine Sprenkel darin sein. Das ist völlig normal.

Wird irgendjemand merken, dass ich meine Periode habe?

Es ist eher unwahrscheinlich, dass jemand herausfindet, dass Du Deine Periode hast. Obwohl Du merken wirst, dass Du etwas anders riechst, ist es für andere nicht offensichtlich. Der größte Hinweis sind Deine Stimmungsschwankungen in den paar Tagen vorher.

Was wenn ich auslaufe?

Das ist für viele Mädchen eine große Sorge. Das erste ist, dass Du Dir, sobald Du Deine Periode hast, Aufzeichnungen in Deinen Kalender machst, so dass Du weißt, wann Du sie wieder erwartest. Wenn Du ausgelaufen bist, gerate nicht in Panik, wickle Dir einen Pullover um die Hüfte und wechsle Deine Kleidung sobald Du kannst.

Wie führe ich einen Tampon ein?

Wenn es um Tampons (und Moon Cups und Schwämme) geht, macht Übung den Meister. Es hilft, wenn Du ein paar Monate wartest, bis Deine Blutung etwas stärker und regelmäßiger ist. Dann bitte eine Frau, der Du vertraust, um Hilfe – Du musst in der Lage sein, Deine Scheidenmuskeln gut zu entspannen, um einen Tampon einzuführen.

Ich glaube, ich blute zu stark...

Deine Blutung kann an den ersten 2-3 Tagen sehr stark erscheinen, und wenn Du Deine erste Periode bekommst, bist Du vielleicht überrascht von der Menge an Blut, die da zu sein scheint. Wenn Du zum ersten Mal Deine Periode bekommst, kann sie sehr stark sein – ich habe zuvor hier im Buch Kräuter- und Ernährungsratschläge gegeben, die helfen, Deine Blutung natürlich zu schwächen.

Was ist Ausfluss? Wie verändert er sich im Verlauf des Monats?

Scheidenausfluss ist ein wichtiger Teil Deiner weiblichen Gesundheit. Jede Frau hat ihn. Er hält Deine Scheide feucht und hilft dabei, sie sauber zu halten. Der Ausfluss verändert sich im Laufe des Zyklus. Er beginnt etwas getrübt, wird klar und dehnbar wenn Du Deinen Eisprung hast und wird dicker und gelblich oder weiß vor der Menstruation.

Wenn er sehr weiß ist und Jucken verursacht, könnte es sein, dass Du eine verbreitete Infektion hast, die sich Soor oder Candida nennt, und Du solltest dann zur Apotheke oder zum Arzt gehen um ein einfaches Medikament zu bekommen, welches dies wieder in Ordnung bringt.

Mein Bauch fühlt sich empfindlich und geschwollen an. Ich fühle mich fett!

Wir können uns alle fett, wabbelig und generell unattraktiv fühlen kurz bevor der Menstruation. Es kann sich nur so anfühlen, aber Du könntest auch Wassereinlagerungen haben, was bedeutet, dass sich Deine Kleidung wirklich enger und unbequem anfühlt. Deine Gebärmutter verdoppelt sich nahezu in ihrer Größe während Du blutest, deswegen ist es ganz natürlich es so zu empfinden, dass Dein Bauch voller und gerundeter ist.

Schau Dir die Kräuterabteilung in diesem Buch an, um Kräuter zu finden, die Dir bei Wassereinlagerungen helfen können.

Darf ich schwimmen/duschen/baden?

Du kannst selbstverständlich duschen, baden oder schwimmen, wenn Du Deine Periode hast. Die Blutung tendiert dazu, zu pausieren, wenn Du Dich im Wasser befindest, aber dennoch kann es sein, dass ein wenig herauskommt. Außerdem wird sich sämtliches Blut, das sich an Deinen Schamhaaren oder an Deiner Vulva befindet, im Wasser ablösen, deswegen wasche Dich, bevor Du ins Wasser gehst.

Viele Frauen wählen Tampons oder Moon Cups, um ihre Blutung aufzufangen, so dass sie sich keine Gedanken über herausfließendes Blut machen müssen. Wenn Du den ganzen Tag im Badeanzug am Strand sein wirst, dann wirst Du einen Tampon oder Cup benutzen müssen.

Ich neige dazu eher nicht schwimmen zu gehen oder zu baden während ich meine Blutung habe – ich fühle mich einfach nicht danach und bleibe beim duschen. Aber ich genieße mein erstes Bad nach der Blutung sehr.

Was ist PMS?

PMS (Prä-Menstruelles Syndrom) oder PMT (Premenstrual tension – auf deutsch etwa: Vor-Menstruelle Anspannung, Anm. d. Übers.) fängt ungefähr eine Woche bevor Deine Blutung beginnt an und bleibt meistens während der ersten paar Tage Deiner Blutung bestehen.

Es kann eines oder alle der folgenden Symptome einschließen:

o   ein aufgeblähter Bauch und Wassereinlagerungen

o   Weinerlichkeit

o   schnippisch, wütend, reizbar, ungeduldig sein

o   Krämpfe

o   Schmerzen im unteren Rücken

o   Schwindel, Übelkeit, Ohnmacht

o   Migräne oder Kopfschmerzen

o   Vergesslichkeit, Gedächtnisverlust oder Schwierigkeiten, Entscheidungen zu treffen

o   Mitesser, fettige Haut und Haare

o   empfindliche, unebene, vergrößerte Brüste

Es heißt, dass unsere moderne Welt, mit ihrer Geschäftigkeit und ihren Stressfaktoren eine ideale Umgebung ist, um PMS für Frauen zu begünstigen.

Bei manchen Frauen beginnen diese Symptome über eine Woche bevor ihre Periode eintritt und können während der Blutung bestehen bleiben. Das ist keine kleine Sache, wenn zwei Wochen in jedem Monat mit physischen und emotionalen Leiden gefüllt sind.

Sind Dir schonmal die Stimmungsveränderungen bei älteren Frauen aufgefallen?

Frage sie, wie sie mit PMS umgehen und was ihnen hilft.

Das Geschenk deiner Schwestern

Hast Du gute Freundinnen, die sich wie Schwestern anfühlen? Du hast vielleicht schon ein paar besondere Schwestern gefunden, die neben Dir den Lebensweg gehen, Deinen Weg mit Dir zusammen ehren und feiern. Eins ist sicher, Du wirst noch viele mehr treffen auf Deinem Weg, während Du Dich durch Deine Teenagerjahre hin zum Erwachsensein bewegst. Nimm Dir Zeit, um starke Beziehungen mit Deinen Schwestern zu knüpfen, um Spaß miteinander zu haben und einander zuzuhören. Seid in guten wie in schlechten Zeiten für einander da.

Mädchen und Frauen können manchmal sehr gemein zueinander sein. Wir können uns von anderen bedroht fühlen – und gehässig und verletzend sein, besonders während unserer Teenagerzeit, wenn wir uns alle unsicher fühlen. Aber es gibt einen anderen Weg, zusammen zu sein – der uns alle stärker macht: Schwesternschaft. In einer Schwesternschaft gibt es keinen Bedarf nach Eifersucht, weil wir wissen, dass es keine Konkurrenz gibt: wir sind alle besonders, wir sind alle einzigartig, es gibt Raum für uns alle, und alle unsere Stimmen, unsere Geschichten sind wertvoll und verdienen es, gehört zu werden. Es hat wirklich keine

Bedeutung, wie Du aussiehst, wie alt oder jung Du bist oder welche Fähigkeiten Du hast: Du bist wertvoll. Wir alle haben besondere Gaben, die wir teilen können, Lektionen zu lernen, und Erfahrungen, die anderen helfen können.

Um den Kreis dieses Buches zu schließen, möchten Deine älteren Schwestern, Frauen mit vielen Jahren an Lebenserfahrung, mit Dir teilen, was sie gern gewusst hätten, als sie über die Stufe vom Mädchensein zum Frau-Sein getreten sind :

Ich wünschte ich hätte gewusst, dass alles gut wird.

Ich wünschte ich hätte gewusst, dass ich schön war – obwohl ich mich fett gefühlt habe, und nicht besonders modisch, und pickelig zu dieser Zeit, Fotos von mir von damals zeigen ein hübsches, schlankes Mädchen.

Ich wünschte ich hätte gewusst, dass ich nicht die ganze Zeit so knallhart hätte sein müssen. Dass es OK ist, traurig zu sein, ruhig zu sein, nicht alle Antworten zu kennen, und anderen zu erlauben, sich um mich zu kümmern.

Ich wünschte ich hätte gewusst, dass es eine ganze Welt von gleichgesinnten Freunden da draußen für mich zum Kennenlernen gab, wenn ich mich festgefahren fühlte in meiner kleinen, langweiligen, engstirnigen Schule – dass es nur ein paar Jahre dauern würde, uns gegenseitig zu finden.

Ich wünschte ich hätte gewusst, daß ich wirklich nicht allein war. Dass, obwohl Mädchen gehässig und gemein sein können, sie auch wunderbare Hilfen sind und dass Dinge mit ihnen durchzusprechen eines der größten Geschenke der Welt ist.

Ich wünschte ich hätte gewusst, dass zuviel Zucker alles wirklich viel schlimmer gemacht hat – meine Stimmungsschwankungen, mein Gewicht und mein Energieniveau.

Ich wünschte ich hätte gewusst, dass es da wirklich nichts gab, was einem hätte peinlich sein müssen, dass wir alle untendrunter gleich sind – und alle auch ein bisschen verschieden sind.

Ich habe lange Zeit damit verbracht, darauf zu warten, dass andere mich akzeptieren werden – Ich wünschte ich hätte früher gewusst, dass das was ich hätte tun müssen, war, mich selbst zu akzeptieren, und dann die Akzeptanz von anderen gar nicht mehr wichtig gewesen wäre.

Mut ist nicht nur Bungeespringen oder schnell fahren, sondern die eigene Wahrheit ruhig auszusprechen und so zu leben, wie man es möchte.

Nicht auf die zu hören, die mich eh nur runterziehen wollten – es war ihre eigene Angst, ihre eigene Wut, ihr eigenes Problem, nicht meines.

Meiner Intuition zu vertrauen.

Mir Zeit zum Ausruhen zu nehmen.

Ich habe gelernt, dass Tränen kein Zeichen von Schwäche sind, sondern von starken Gefühlen. Sie sind heiliges Wasser.

Wohin auch immer ich gehe, was auch immer ich tue, ICH werde immer dort sein – also kann ich auch gleich damit beginnen, meine eigene beste Freundin zu sein!

Abschiedsworte

Während wir das Ende unserer Zeit zusammen erreichen, wirst Du viele von Deinen Fragen beantwortet bekommen haben und Dich hoffentlich begeisterter hinsichtlich Deines sich verändernden Körpers und Deiner Mondzeit fühlen. Aber es kann sein, dass Du noch mehr Fragen hast. Nimm' Dir Zeit, sie einer älteren Frau, der Du vertraust, mitzuteilen.

Ich danke Dir für Deine Gesellschaft während dieser Reise.

Ich möchte, dass Du weißt, dass Du:

o stolz auf Dich als Mädchen und Frau sein kannst.

o darauf vertrauen kannst, dass Du schön, fantastisch, großartig bist, genauso wie Du bist.

o lernen kannst, darauf zu vertrauen, dass Dein Körper gewaltige Kraft und Weisheit in sich trägt

o Dir selbst treu sein kannst.

o Dich zu Selbstfürsorge verpflichten kannst.

o wissen kannst, dass Du geliebt bist. Vollständig. Einfach dafür, dass Du Du bist. Lass' Dein Licht hell erstrahlen, tu was Du liebst, lerne der Weisheit Deines Körpers zu folgen.

Das ist der Pfad des Frau-Werdens.

Das sind unsere Geheimnisse.

Sei gesegnet, strahlendes, schönes Mädchen.

Lucy Pearce

Cork, Irland
Mai 2015

Quellen

Wenn Du erwachsen wirst, möchtest Du vielleicht noch mehr Bücher finden, die Dich auf dem Weg ins Frau-Sein unterstützen und Dir dabei helfen, die Magie Deines Körpers zu verstehen. Viele der unten aufgeführten Bücher werden Mädchen ab 15 Jahren interessieren.

Online Quellen

www.thehappywomb.com für Mond-Skalen, Bücher und Artikel übers Frau-Sein

www.moontimes.co.uk für Mond-Armbänder, Skalen, Tagebücher und Kalender

Mache Dir bewusst, dass eine Vielzahl von anderen Online-"Informations"-Seiten tatsächlich Werbeseiten sind, die von den Produzenten von Hygienebinden oder Ergänzungsmitteln sind. Ihre Information ist deswegen parteiisch, weil sie Dir etwas verkaufen wollen.

Bücher für Mädchen

Menarche: A Journey into Womanhood – Rachael Hertogs

Tanz mit dem Mond – DeAnna L'am

Vom Mädchen zur Frau – Nicole Schäufler

Magisches Mädchen – Dr. Christiane Northrup

Der Mondring – Margaret Minker

Schmetterlingsflügel für Dich – Ilona Einwohlt, Christina Arras

Bücher für Frauen

Moon Time: a guide to celebrating your menstrual cycle - Lucy H. Pearce

The pill: Are you sure it's for you? - Jane Bennett, Alexandra Pope

Thirteen Moons – Rachael Hertogs

Neal's Yard Natural Remedies – Susan Curtis

Roter Mond-Von der Kraft des weiblichen Zyklus - Miranda Gray

Das rote Zelt der Frauen – Anita Diamant

Frauenkörper, Frauenweisheit – Dr. Christiane Northrup

Der Mythos Schönheit – Naomi Wolff

Die Wolfsfrau-Die Kraft der weiblichen Urinstinkte – Clarissa Pinkola Estés

Die Vagina Monologe – Eve Ensler

Naturmedizin für Frauen – Maria Lohmann

Kleine Pille, große Folgen: Wie Hormone dich krank machen – Isabel Morelli

Über die Autorin

Lucy H. Pearce ist die Autorin zahlreicher lebensverändernder nicht-fiktionaler Bücher für Frauen, inklusive: *Full Circle Health: integrated health charting for women; Burning Woman; Medicine Woman; Creatrix; The Rainbow Way: cultivating creativity in the midst of motherhood* und *Moon Time: harness the ever-changing energy of your menstrual cycle.*

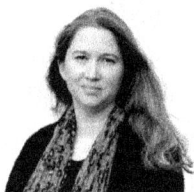

Ihr Mädchen-Buch *Reaching for the Moon: a girl's guide to her cycles* ist jetzt auch in Französisch, Spanisch, Polnisch, Holländisch und Deutsch erhältlich.

Lucy widmet ihre Arbeit der Unterstützung eines bestärkenden, verkörperten Selbstausdrucks von Frauen durch ihr Schreiben, Lehren und ihre Kunst.

Sie lebt in East Cork, Irland, wo sie Womancraft Publishing leitet – und lebensverändernde, Paradigmen-umstürzende Bücher von Frauen, für Frauen, erschafft.

lucyhpearce.com

Über die Übersetzerin

Katja Schmid ist verheiratet, Mutter von vier Kindern und lebt mit ihrer Familie in Süddeutschland.

Sie ist seit über acht Jahren als Coach, Intuitions- und Beziehungstrainerin für Frauen tätig und hat zahlreiche Frauengruppen, Workshops und Seminare geleitet, sowie mit einer Vielzahl von Frauen persönlich gearbeitet. Hierbei hat Katja ein tiefes und weitreichendes Verständnis für die besonderen Themen von Frauen gewonnen.

Insbesondere liegt ihr am Herzen, Frauen darin zu bestärken, ihrer Intuition und eigenen Weisheit zu folgen, sowie ein authentisches, ihrer individuellen Persönlichkeit und eigenen Energie entsprechendes Leben zu führen. Der selbstbewusste Umgang mit Gefühlen, dem eigenen Körper und ein Leben im Einklang mit den eigenen Rhythmen sowie denen der Natur bilden einen zentralen Kern in Katja's Arbeit.

In ihrer Freizeit beschäftigt sie sich mit Gartenarbeit, Malen, Singen, Tanzen und Lesen.

„Dieses Buch habe ich insbesondere für meine beiden Töchter übersetzt, um sie auf ihrem individuellen Weg ins Frau-Sein zu unterstützen und ihre Wahrnehmung für sich selbst zu stärken. Ich versuche, allen meinen

Kindern einen ganz natürlichen Umgang mit dem Thema Menstruation zu vermitteln und finde es großartig, dass es Autorinnen wie Lucy gibt, die es schaffen, die großen Themen, die uns Frauen betreffen und beschäftigen, mit wunderbaren Worten in Bücher umzusetzen. Ich bin sehr dankbar dafür, nun meinen Kindern dieses Buch als Ratgeber an die Hand geben zu können."

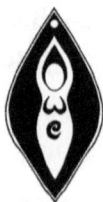

Womancraft
PUBLISHING

Life-changing, paradigm-shifting books
by women, for women

Melde Dich für den Newsletter, um Rabatte zu
erhalten und Muster von bevorstehenden Titeln
vor allen anderen zu Gesicht zu bekommen.

Bitte hinterlasse eine Beurteilung für dieses
Buch bei Deinem bevorzugten Händler

womancraftpublishing.com

www.ingramcontent.com/pod-product-compliance
Lightning Source LLC
Chambersburg PA
CBHW020300030426
42336CB00010B/839